CARE
Good Care ,
Good Living

CARE

Good Care ,
Good Living

CARE

Good Care ,
Good Living

CARE
Good Care ,
Good Living

CARE

Good Care ,
Good Living

care 15

你不能不知道的安寧緩和醫療

# 春草年年綠

作　　者：邱泰源
插　　畫：小瓶仔
責任編輯：劉鈴慧
美術設計：何萍萍
法律顧問：全理法律事務所董安丹律師
出 版 者：大塊文化出版股份有限公司
　　　　　台北市10550南京東路四段25號11樓
　　　　　www.locuspublishing.com
讀者服務專線：0800-006689
TEL：(02) 87123898　FAX：(02) 87123897
郵撥帳號：18955675
戶　　名：大塊文化出版股份有限公司

總 經 銷：大和書報圖書股份有限公司
地　　址：新北市新莊區五股工業區五工五路2號
　　　　　TEL：(02) 89902588 (代表號)　FAX：(02) 22901658
排　　版：天翼電腦排版印刷有限工司
製　　版：瑞豐實業股份有限公司
初版一刷：2011年12月
定　　價：新台幣250元
ISBN：978-986-213-305-7
Printed in Taiwan

你不能不知道的安寧緩和醫療

# 春草年年綠

作者：邱泰源

# 目録

序

# 花開花謝，生命永續

佛教蓮花基金會董事長
曾任：臺大醫學院教授
　　　臺灣安寧照顧協會理事長
　　　恩主公醫院創院院長
　　　恩主公醫院顧問醫師

陳榮基

1976 年，英國的 Cicely Saunders 醫師創辦了全世界第一家現代的安寧緩和醫療醫院，St. Christopher's Hospice。

1990 年，馬偕醫院鍾昌宏副院長將之傳入臺灣，設立安寧病房。

1994 年，基督教的馬偕醫院創辦的臺灣安寧照顧基金會組團赴日參訪安寧醫療，邀請佛教徒的醫師我、及天主教徒的護理師趙可式女士參加。在東京參訪時，趙可式告訴我：「臺大醫院家醫科一位年輕醫師邱泰源，在東京帝大以緩和醫療為題進修博士學位。」

1995 年，我在臺大醫院醫療副院長任內，籌辦緩和

醫療病房，乃造訪家醫科主任陳慶餘教授，商借邱泰源醫師來擔當照顧病人的責任，沒想到陳主任說：「家醫科照顧病人的理念是從『子宮到墳墓（from womb to tomb）』，安寧緩和醫療正是最後一段妥善照顧病人的重要工作。」因此他以家醫科全科理念，慨然接下緩和病房的醫療照護，也讓臺灣的家醫科開啓醫療工作的另一扇大門，從此讓我能夠與家醫科同仁有近距離的長期接觸。

　　眼看著邱泰源醫師由主治醫師、講師、副教授、教授到主任，並承接陳慶餘教授，接任臺灣安寧緩和醫學學會理事長的重任，長期推動安寧緩和醫學的實務與教育，這幾年來照顧了無數的病人及家屬，發表了很多深具分量的論文，編輯臺灣的緩和醫學教科書，現在更出版這本新書《春草年年綠》，用眾多感人肺腑的眞實故事，來向社會大眾介紹正確安寧緩和醫療。

　　很多醫療人員、病人、家屬都誤解：「安寧照顧是醫師放棄了積極治療，讓病人安安靜靜的等死！」因此悍然拒絕接受、甚至談論安寧緩和醫療。邱泰源主任這本書中告訴我們：「由最近實證研究可知，末期病人如能接受安寧緩和醫療照顧，不但可減少無效醫療，節省大量不必要

醫療耗費外，又因身心靈較安適，自然生命期比未接受者
為長。」因此除了醫療領域應著重末期照護訓練外，社會
大眾對安寧緩和醫療的內涵有正確的認知更為重要。

　　邱泰源主任特別提到：本書乃凝集安寧緩和醫療團隊
多年來本土照護經驗，以實例呈現，再加以專業說明分
享。每個實例都是一齣可歌可泣的生命故事，希望藉由這
些生命故事，帶給大家感動，增進正面生命意義的體認與
健康生死觀的建立，同時能對安寧緩和醫療有更進一步的
認識與了解。

　　當生命面對醫療極限，腫瘤科醫師其實可以適時的告
訴病人及家屬：「此時治療的方向，應轉為生活品質的提
升。安寧病房的團隊，完全是依據要給末期病人跟家屬所
需要完整的照護而組成，他們有良好的緩和醫療訓練，特
別是針對在症狀控制與醫療決策方面，有很實質幫助。最
重要的是，安寧病房對於照護的病人，會對他們提供量身
定做的個別化照顧。對維護病人的尊嚴，疾病症狀控制，
有非常獨到的幫助。」

　　人生在走過青山綠水，白草紅葉黃花之後……花開、
花謝，生命是生生不息的。參與國內推動安寧志業的蓮花

基金會揭倡：「活著，是最好的禮物；善終，是最美的祝福。」

　　希望本書能夠帶給每位讀者，「活得更有意義，走得更加瀟灑。」大孝與大愛，應是親切陪伴罹患末期疾病的家屬，勇敢的面對疾病，沒有痛苦，放下牽掛，無悔無憾的走到完美的人生句點。

　　絕症病人的死亡，並非醫療的失敗，未能協助病人安詳往生，才是醫療的失敗。願本書帶給你，「生似夏花之絢爛，死如秋葉之靜美。」

# 生死大事，
# 每個人都必需預做的準備

臺大哲學系教授
臺大生命教育中心主任

孫效智

　　好幾年前，我跟邱醫師還不太熟稔，有一次，小兒子因為過敏體質氣喘而去臺大保健中心就診，在門口遇到了他，也順便向他請教氣喘相關問題。沒想到他二話不說，就給了我一張名片，寫上他的手機號碼，並跟我說：「任何時間都可以打電話給我，就算是半夜十二點也沒有關係。」

　　我仔細看了名片上的抬頭，想像他的生活該是多麼忙碌，怎麼這樣的人，還能如此毫不遲疑地展現對人的關懷？多難得的一個醫生啊！

　　後來跟他有了不少合作共事的機會，從他有關安寧理念與臨床的現身說法裡，我感覺安寧在他身上不僅僅是一

個理論，更是一種實踐與眞實的經驗。這樣的實踐與經驗，讓他以及所有相關的醫護人員不僅能看到病人的「病」，更能看到病背後的「人」，這大概就是邱醫師以及安寧團隊，爲什麼讓人感動的原因吧。

安寧團隊的夥伴成天陪著別人在生死抉擇裡打轉，在各種痛苦中掙扎，因此，他們自己的生命也特別有機緣體會到人生的無常短暫、名利的夢幻泡影、生命的莊嚴苦難，以及付出的可貴價值，從而比其他人更能活出一種爲別人存在，並且時時散播溫暖與希望的特質。

正因爲如此，安寧團隊才能幫助病人與家屬生死兩無憾，並陪伴仍活著的家屬早日回歸正常生活，並將安寧的感動回饋社會，讓身邊的人們也能分享同樣美好的經驗。

邱醫師投身安寧緩和醫療多年，爲了讓安寧理念能被社會大眾了解，乃邀集安寧團隊來分享他們的照護經驗，從而完成本書。本書以一個個生動感人的小故事做爲每一節的楔子，並以簡短的理念說明做結尾，來解釋安寧療護的意義、作法與過程，這樣的安排讓社會大眾很容易就能認識並接受安寧的理念，可說是別具巧思又非常引人入勝的作法。對於安寧療護的推動來說，更可以說是功德一

件。邱醫師囑我幫他這本新書寫序，我感到非常榮幸，期
盼本書可以為國內安寧療護的理念推廣盡一份心力。

　　這本書充滿了安寧病房裡令人感動的生命經驗，透過
這些活生生的故事分享，讓原本屬於禁忌的死亡話題，能
以鮮活具體的方式，展現在讀者大眾面前，可以說是別具
教育意義。透過這些故事，人們能夠具體地認識安寧理
念、釐清各種由於無知、或刻板印象而有的誤解，從而也
為每個人都必將面對的生死大事，預做準備。

# 善終是願景，
# 是末期病人應有的權利

邱泰源／自序

　　一位末期病人，平均至少有五位核心家人承受生死關頭的巨大壓力與痛苦，也至少會有二十位親友與同事感到相當難過與不捨。

　　臺灣每年有十四多萬人死亡，因此有三百多萬人，也就是超過十分之一的民眾，每天面對至親好友的末期照護課題、生死關頭的壓力與長期間的痛苦，社會不能等閒視之。醫療界除了努力治癒病人外，如何協助不能再治癒的末期病人善終，提供家屬哀傷輔導，達到生死兩相安，實為責無旁貸的重要工作。

　　安寧緩和醫療的發展，就是以跨領域專業團隊提供末期病人身心靈完整照顧，全力舒緩及降低疾病症狀所造成

各種不適，來提升末期病人生活品質，並追求善終。病人能有善終，家屬哀慟可減至最低，能早日回歸社會生活。同時把安寧照顧的愛與關懷之感動，回饋給社會，不但醫病關係可更祥和，社會也會更溫暖。

但是無論是醫療界或社會大眾，並不太了解安寧緩和醫療的正確內容，並存有相當誤解，因此使許多末期病人沒有機會接受安寧緩和醫療照護，實為可惜。其實由最近實證研究可知：末期病人如能接受安寧緩和醫療照顧，不但可減少無效醫療，節省大量不必要醫療耗費外，又因身心靈較安適，自然生命期比未接受者為長。因此除了醫療領域，應著重末期照護訓練外，社會大眾對安寧緩和醫療的內涵，需有正確的認知更為重要。

本書乃凝集安寧緩和醫療團隊多年來本土照護經驗，以實例呈現，再加以專業說明分享。每個實例都是可歌可泣的生命故事，我們希望藉由這些生命故事帶給我們的感動，增進正面生命意義的體認，與健康生死觀的建立，同時能對安寧緩和醫療有更進一步的認識與了解。期望更多末期病人與家屬，有機會接受安寧緩和醫療照顧，畢竟善終是願景，更是每位病人應有的權利！

本書能完成，最重要的是國內安寧緩和醫療同道們過去二十年來，努力照護許多末期病人的經驗累積。感謝臺大醫院安寧團隊的同仁分享他們照顧的病人故事與心得，包括：宗惇法師，滿祥法師，德嘉法師，胡文郁教授，鄭逸如心理師，王浴護理長，王新芳護理長，姚建安主任，蔡兆勳醫師，吳秉倫醫師，林純如護理長，葉惠君護理師，郭佳品護理師，陳怡安護理師，張正昌隊長，張容大哥，周秀美女士，蔡素琴女士，蔡毓菊女士……等等。尤其是黃馨葆總醫師辛苦匯集整理，大塊文化出版公司劉鈴慧主編的費心籌劃，助理林晏群與林瑋苹小姐的大力幫忙。

特別要感謝我的老師日本東京大學大井玄教授的教誨、臺大陳榮基教授、陳慶餘教授引領入門，以及眾多同道前輩如鍾昌宏院長、趙可式教授、賴允亮教授、與賴明亮教授等的支持。最後更要向接受過安寧緩和醫療照顧的病人與家屬，致最大敬意與謝意，因為以您為師，讓我們安寧照護能力得以成長；我們也相信本書的出版，能讓您的生命留下了更多的光彩，見證人性化醫療的溫暖與長遠的意義！

第一章

# 末期病人的生活品質

## 「舒適感的最大化」與「痛苦的最小化」

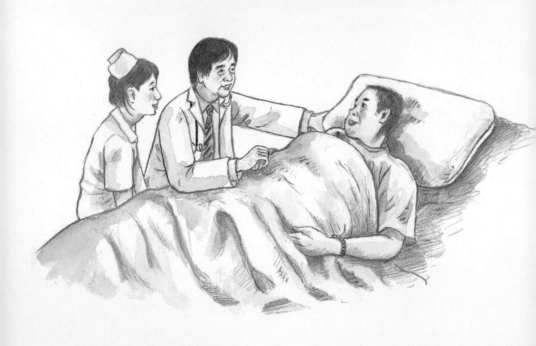

# 我‧回不去了

「親愛的老婆，我想對妳說一句話！」

「說什麼？」

「我，回不去了。」說完連續劇《犀利人妻》的經典臺詞，程先生忍不住偷笑。

「你、竟然還笑得出來？真的是敗給你了！」程太太好氣又好笑地敲了一下程先生的頭。

那天清早，程先生在浴室中刷牙洗臉，突然感到一陣暈眩，隨之而來的是眼前一片漆黑。聽到乒乒乓乓聲音的程太太直奔浴室，邊回頭要孩子趕快打 119 叫救護車。

因為肝癌末期復發，程先生已難透過治癒性的醫療處置來阻止疾病的惡化。腫瘤科主治醫師和程先生夫婦懇談：「治療的方向，應轉為讓程先生的生活舒適度好些。

安寧病房的團隊，完全是依據要給末期病人跟家屬，所需要的完整照護而組成，他們有良好的緩和醫療訓練，特別是針對症狀控制與醫療決策方面，有很實質的幫助。最重要的是，對於所照護的病人，會對他們提供量身定做的個別化照顧。」向來行事當機立斷的程先生，轉入了安寧病房。

「你還好吧？」安寧病房的主治醫師第一次探視程先生時，發現他有別於一般病人，知道癌症在穩定控制一段時間之後，突然發現又復發且無法治癒時，那種滿是頹廢與沮喪的衝擊。

「我們會先安排一次家庭會議，除了和您與家屬的治療策略溝通外，還會有其他安寧團隊專業成員一起參與，包括了醫師、護理師、心理師、營養師、社工師、宗教師，有必要的話，還可以找復健師一起；討論您的醫療需要，以及如何提供給您最有尊嚴與舒適的生活。」

「這怎麼好意思？」程先生非常意外：「我只是個來日無多的末期病人，哪值得你們大家，這樣勞師動眾的花時間在我身上？」

「放心，別介意。」胖胖的主治醫師笑起來，給人好

溫暖的感覺：「在安寧病房，每一天團隊都要開會，針對我們病人的狀況去討論，每一個成員都要清楚知道，哪一床病人，需要如何照顧。噢，對了，我們每天有團隊查房，陣仗有點特殊，我們會視情況，看看病人或家屬，除了醫護人員外、是否需要社工師、臨床心理師、或者宗教師的靈性輔導幫忙。」

「宗教師？」程先生有點糊塗。

「出家師父。」主治醫師半開玩笑的說：「您會介意嗎？」

程先生狐疑著反問：「只是覺得有些好奇；宗教師，該不是來病房傳教的吧？」

主治醫師搖搖頭，答得幽默：「每個人盡管有不同的宗教信仰，但是在靈性照顧溝通方面，都是需要的。當阿彌陀佛碰上主耶穌基督，想來祂們也一樣會打招呼說嗨，再怎麼樣也不至於怒目相向吧？」

看程先生笑了出來，主治醫師開始認真談起後續治療：「在安寧病房我們對您的照護模式，只要對病情舒緩有幫助的，一樣也不會少，包括像抽腹水等症狀治療一樣會做，如果有感染的狀況，會使用抗生素，醫療團隊也會

盡力以各種藥物，來舒緩您腹痛、消化不良等症狀。」

「以點滴來說吧，一般的病房，大概一天輸液都要打四瓶以上，將近 2000cc！我們會把點滴從四瓶減到一瓶，很快腹水會少很多，兩隻腳的水腫也會減輕。很多病人腳腫得沒辦法下床，來到安寧病房，只要三天，我們就能讓他下床走路。」聽主治醫師這樣說，程先生不可思議的張大了眼睛。

「另外，只要症狀一控制穩定，我們會盡可能讓您回家。」程太太買東西回病房，想聽醫師單獨在跟程先生說些什麼？便先駐足門口，一聽主治醫師提到回家，她趕忙走進病房，表情古怪的盯著醫師看。

「即便是讓您出院回家，我們還是會持續以門診及居家照顧的模式，來協助您。您若擔心回家後，萬一有任何狀況，都可以撥打為安寧居家病人所設的 24 小時專線。當您身體功能退化到無法行走時，安寧居家護理師與醫師，也可以每週到您家中訪視，指導您所需要的照顧。」

程先生聽完鬆口氣：「住進安寧病房，比我想像中好，沒那麼消極的在熬日子，想不到在最後這段時間，還可能有機會，能意識清楚的活著回家。」

　　醫師才出病房沒多久，程太太追出來問：「您剛提到點滴從四瓶降到剩一瓶？那我先生這樣營養、水分吸收都夠嗎？」

　　「一個末期的病人，癌症已經阻擋他的正常代謝。」主治醫師耐心解答：「當癌症的細胞代謝比正常細胞厲害時，程先生現在如果打營養針，80% 是被癌症細胞吸收去，癌症就越長越快，長得比正常組織還快，所以一直打營養針是沒必要的。如果病人說今天想吃什麼，那是他自然的生理需求，我們可以盡量滿足他；但如果病人不想吃什麼，還給他硬灌進去，堵在腸胃不舒服外，其實是餵養到癌症細胞。」

　　自從父母相繼早逝後，程先生獨自拉拔弟弟妹妹長大，總是一直扮演著照顧別人的角色，即便已經面臨肝癌末期，也不希望看到周遭的親朋好友替他擔憂、為他的病情而難過落淚，所以他總是撐著笑臉迎人。

　　癌細胞轉移到骨頭，讓程先生非常痛苦不堪，主治醫師給他按照世界衛生組織建議的方式，從非鴉片的止痛藥開始，到弱效的鴉片類止痛藥、甚至強效的鴉片類止痛藥嗎啡，在緩和醫療專業妥善使用下，程先生疼痛得到 90%

的改善。

「這可真是一場難打的仗啊！不過，我又多挺過了一次。」在經歷一次又一次的折騰，包括抽不完的腹水、噁心嘔吐、腳腫，安寧團隊利用止吐藥、調整減少水分、配合利尿劑使用，一次次幫助程先生渡過難關。

程太太在先生面前，總是一搭一唱的和他哈啦開玩笑，可是宗教師多次發現，她常在晚上離開病房後，到醫院的佛堂跪地痛哭，然後踏著孤獨疲憊不堪的步伐離開醫院。第二天又在病房中，換張笑臉繼續和先生苦中作樂！

「我能幫妳什麼忙嗎？」一天夜裡，宗教師溫柔的攙扶起哭倒在蒲團上的程太太。

「我知道疾病折磨我先生越來越痛苦，我害怕極了，聽說病到最後，醫師也幫不上忙止痛，只能把病人五花大綁的捆在床上；大家都說肝癌臨終的大出血，簡直是慘不忍睹，我不止害怕，還有更多更多的心疼不忍，我還能怎麼幫他？」

原來程太太一如許多家屬，面對疾病末期的未知變化，擔憂害怕、不知所措。

「妳聽我說！」宗教師遞上面紙給程太太：「安寧病

房的醫師，會小心調整疼痛用藥，我在這裡服務好多年
了，在安寧病房，從來沒看過一個病人，會因為疼痛而被
五花大綁過的。在安寧病房肝癌的病人，最後階段，往往
是因肝昏迷而深度沉睡，在睡夢中安詳往生的。因為在進
入肝昏迷前的譫妄、躁動不安等情況發生時，我們的醫師
會先給予適當的鎮靜劑，讓病人可以適度休息。對病人來
說，能平靜安詳往生，是最大的福報了。這麼一來，妳是
不是可以比較放心了？」

　　「至於妳擔心的大出血──」宗教師握著程太太的
手：「這裡的醫師，從病人一進來病房，不就把水分、輸
液量都控管得很好嗎？所以不會有過多的壓迫，造成靜脈
破裂的大出血，妳若不放心，可以再問過醫師，聽他們更
詳細的跟妳解說。」

　　程太太驚訝的看著宗教師：「妳是出家師父，妳怎麼
懂這麼多？」

　　「我們醫院的安寧病房，一直有宗教師培訓計畫，有
安寧理念的宗教師，會把臨終關懷視為道場的延伸。我們
到安寧病房來服務，也必需先經過三個月的臨床受訓，要
及格才可以來。我們的受訓，包括個案家庭會議的參與、

基本的一些安寧緩和醫療要懂，才可以到各個病房去做靈性面的服務。目前臺灣安寧病房的宗教師，有 70% 以上，是這個培訓計畫訓練出來的。所以妳的害怕、憂慮，我是能理解的。」

「我先生把屬於他該交代的公事私事都處理好了，該交律師見證的，也都弄妥當了，反而是我和孩子，非常……」程太太摀著嘴說不下去。

「我了解。」宗教師給程太太一個溫暖的擁抱：「當妳覺得孤單無助的時候，安寧團隊的醫師、護理人員、社工師、臨床心理師、宗教師等等，我們任何一個人都樂意幫忙妳，別怕，這一路上，只要妳需要，都有我們，隨時陪著妳！」

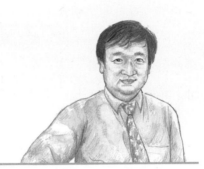

認識安寧緩和醫療

　　安寧緩和醫療團隊，完全是依據末期病人與其家屬「完整的身心靈全人照護」需求而組成。每個病人個別的需求不同，因此安寧照護團隊的成員，需要去網羅許多的專業進來。

　　根據世界衛生組織（WHO）的定義，安寧緩和醫療照顧（Hospice and Palliative Care），是爲了提供給罹患疾病，對於治癒性療法已經沒有反應的病人，積極性的全方位照顧。更清楚的說，安寧緩和醫療照顧是「肯定生命」，視死亡爲一種自然的過程。

　　不提早死亡時間、也不延長死亡過程。提供疼痛及其他窘迫症狀的緩解，幫助病人在過世之前可以盡可能過著

少折磨、較有品質的生活，也提供家屬悲傷的輔導。

　　一般來講，安寧團隊當然需要學有專精的醫師，接受過良好的緩和醫療訓練。目前世界各先進國家都有安寧緩和醫療專科醫師制度，臺灣在 2000 年開始，有安寧緩和醫療專科醫師的制度，目前臺灣已經有四百多位具有安寧緩和醫療專科證照的醫師。這些醫師可以幫助末期病人，在醫療上「倫理化的決策」以及「症狀的控制」方面，提供更專業的照顧。

　　安寧照顧絕不是高貴醫療，全民健保同樣支付安寧療護的費用。只可惜對於安寧緩和醫療，民眾有太多的以訛傳訛，要釐清的是：

　　安寧緩和醫療並不是放棄治療，而是治療的目標，從「疾病的治癒」轉向「症狀的控制」與「生命品質的提升」。安寧療護更不是安樂死，而是以積極照護，盡量讓病人生活得安適，能得到善終。

　　所以安寧病房，當然不是等待死亡的地方！

　　反而是積極提供症狀解除、與心靈照顧的病房，藉由醫護人員、安寧團隊的同心協力、家屬的共同照顧，讓病人能享有一段舒適的生活。而當病人的症狀控制穩定後，

便可以出院，或轉換成居家照顧的模式，讓病人過過自己選擇想過的生活。

　安寧緩和醫療不但可以提升生活品質，追求善終，最近的實證研究也指出：病人因為身心靈獲得妥善照護，的確是可以自然的延長了他們的生命期。

# 一種進行式

50 歲的亦賢，鼻咽癌，離婚 13 年，有一位感情深厚的女友曉瑞。

因為惡性腫瘤不斷增長，侵犯到血管，造成病人反覆性的出血。每次出血到院治療，就必須接受醫師不停的把止血紗布塞到出血處，包括耳朵、鼻孔、嘴巴，都要填滿所有可能出血的地方。

亦賢每每講起這些止血的過程，聲音和雙手一起顫抖，曉瑞會在旁邊安撫邊落淚。歷經十多次出血經驗後，亦賢決定不再做這些痛苦的處置。但因腫瘤壓迫到呼吸道而必須切氣切，以至於亦賢無法說話，他提筆寫紙條給醫師：

懇求您不要在出血時，再填塞紗布、或輸很多的血；我只希望能在大出血時，減少害怕緊張，好好的在睡覺中

離開。

　　轉進安寧病房後，護理師細心的用活性碳口罩、芳香精油、與悉心的換藥，減少傷口氣味與亦賢所害怕的出血。傷口處理之外，主治醫師控制好適當的水分，讓小賢盡量不要因為水分過多，而增加大出血的機會。

　　鼻咽癌大多有疼痛，而且疼痛原因很複雜，包括軟組織痛，不管是鼻咽癌或口腔癌等頭頸部的癌症，長在裡面，就會有腫瘤疼痛；腫瘤壓迫到神經，便會發生神經痛，若再影響旁邊的骨頭，會骨頭痛；所以至少有三種難以忍受疼痛的因素。

　　安寧病房的醫療團隊，以口服，或如有必要佐以注射方式，調整止痛藥物，讓亦賢從八九分的嚴重疼痛，在三天之內，減到三分以下的輕微疼痛。以病人的感受來說，三分疼痛就是下床來走一走的時候，還有一點疼痛的感覺，但是病人可以忍受，還可以活動一下；而五分以上的疼痛，就會讓病人痛到不敢下床了。

　　在生活品質提升之下，亦賢對家人交代遺囑、安排後事，都有條不紊。唯獨對曉瑞，追逐她身影的眼神，有百般依戀不捨。亦賢多次筆談求助安寧團隊：

　　請教教我，怎樣讓她坦然面對我的死亡？

　　失婚多年，亦賢在拜訪客戶時碰到曉瑞後，衷心感謝老天爺讓他的人生冬去春回，在他鼓起勇氣求婚前一個禮拜，老天爺卻殘酷的宣判了罹患鼻咽癌末期的死刑。

　　「我們分手吧！」亦賢一次次的提，曉瑞一次次的搖頭。她每搖一次頭，亦賢就越深陷情海難以自拔。

　　「別浪費青春在快死的人身上。」

　　「兩情若長久，豈在朝朝暮暮？」曉瑞答得叫人心碎。

　　亦賢若真故意激怒曉瑞生氣後，又是心疼又是害怕，怕失去曉瑞比失去生命還快；可理智上卻不斷告訴自己：「要快刀斬亂麻。」偏偏每次他人一睡醒，見不到曉瑞又非常沒安全感，急著拜託人幫忙到處找曉瑞。

　　曉瑞是個溫婉的熟女，情深讓她捨不得亦賢隨時將離開人世，即使現在只是陪伴在旁，看著他能沉沉入睡，她都很謝天謝地的滿足。亦賢流露的依賴，讓曉瑞連買個便當、外出辦事或回家換洗，都匆匆忙忙的趕。

　　我該怎麼辦？我真的不想拖累她！

　　曉瑞不在的時候，亦賢矛盾又痛苦的用寫字板求助宗教師。

「其實你們都是眞心的關心對方，把對方看得比自己重要，你因爲怕曉瑞傷心，所以想把她推出這個困境，但你們彼此又離不開對方。顯然曉瑞不可能丟下你不管，也許你們應該把自己的矜持與美意放下，理性冷靜的坦誠面對。」

師父請幫我跟曉瑞談好嗎？

寫字板上，亦賢筆跡字字發抖。

黃昏，難得臺北灰蒙蒙的天空，清朗有美麗的彤雲，宗教師一如事先和亦賢的約定，邀曉瑞到空中花園透透氣。可是沒幾分鐘，曉瑞就擔心亦賢會不會突然發生什麼事？急著想趕快回病房。

「妳擔心，萬一亦賢又大出血或往生時，妳不在身旁照顧，會很自責、很遺憾，是嗎？」

曉瑞淚水盈眶，低頭不語。

「即便是最親的人，不見得都會見到最後一面，重要的是，過程中的陪伴而不是最後的結果。轉個念想，今天不管是不是寸步不離守在床邊，出血、往生，都會發生，別給自己太大的壓力。」

曉瑞被說中心事似的，輕聲啜泣。

「亦賢的病程一直在往前走，死亡是一種進行式，無法停止；別把所有不測的責任，都攬在自己身上，壓得自己透不過氣來。」

曉瑞走到樹叢後，掩面痛哭。

「有些時候，病人已經準備好面對往生，為什麼還是拖著熬？也許是因為摯愛人的手，牽得很緊很緊，即使佛祖已經張開雙手，等著接引，但若是雙方中任何一個還牢牢抓著不放，佛祖也無法接走人的。」

彤雲由橘而灰藍、而黯然失色。

曉瑞沉默了好一會兒：「我懂師父的意思，我該怎麼做？」

「妳試著每天面對熟睡後的亦賢說告別；同時也是讓自己正視和面對往生這件事，學習當生活中沒有了他，日升月落，花開花謝，妳依然可以勇敢活下去，世上仍是有希望與陽光的。」

一彎新月如鉤，悄悄高掛夜空。

曉瑞抬頭仰望，忍不住聲聲的長嘆。

「或許亦賢這段時間努力拚命撐著，是對妳深情的回報，要讓妳有所心裡準備，面對人生誰都躲不掉的生離死

別，好讓妳自己可以想通、放手！」宗教師輕言細語如晚風拂面：「亦賢在等妳，等妳的生離死別功課學習完成後，他才能無所罣礙的安心離開。」

　　凌晨病房裡，曉瑞握著沉睡中亦賢的手，深情吻、輕聲嘆：「不得哭，潛別離；不得語，暗相思；兩心之外無人知。深籠夜鎖獨棲鳥，利劍春斷連理枝。河水雖濁有清日，烏頭雖黑有白時。唯有潛離與暗別，彼此甘心無後期……」

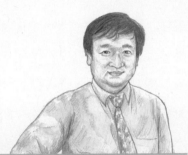

── 安寧心語 ──

由疼痛控制，到悲傷
輔導

安寧緩和醫療的疼痛控制目標，醫護人員是在於追求：

☐舒適的睡眠

☐舒適的休息

☐舒適的活動

☐整體疼痛控制

☐保持警醒

☐執行活動

☐其他＿＿＿＿＿＿＿＿＿＿＿＿＿＿＿＿＿

醫護人員一般會詢問的包括：

●疼痛處置病史？

● 緩解疼痛的方式？

● 過去疼痛時，已經做過些什麼？

● 疼痛如何影響每日的生活及活動？

● 對於服用止痛劑，你的感覺如何？

● 疼痛部位的生理發現：＿＿＿＿＿＿＿＿＿＿

● 目前的止痛劑及效果：＿＿＿＿＿＿＿＿＿＿

常用疼痛強度量表：

| 1 | 2 | 3 | 4 | 5 | 6 | 7 | 8 | 9 | 10 |

1-3 級：輕度疼痛（可忍受）

4-6 級：中度疼痛（無法下床）

＞7 級：重度疼痛（極端疼痛）

資料來源：臺大醫院緩和醫療病房

　　病人進來安寧病房，疼痛即使是偏向重度，三天到一個禮拜之內，醫師必需將疼痛降至輕度，這是安寧病房應具備的基本技能。末期病人平均有 9.1 個症狀，但在緩和醫療專業控制下，大都能有良好的控制；情緒支持與靈性輔導更是不可或缺。

　　至於家屬悲傷輔導，當然也是安寧療護的重點工作之一！

　　悲傷本身是種來來去去的情緒，所反應或出現的症狀包括生氣、罪惡感、抱怨身體不舒服、絕望、哀慟……在悲傷的過程中，都會感到身體不舒服。最普遍的症狀是：頭痛、失眠、暴躁、不安、憂鬱、消化不良、四肢疼痛、缺乏食慾沒胃口，也是很平常的現象。安寧團隊會觀察家屬中特別需要輔導的，會用心關懷與支持。

　　安寧照顧希望推廣給社會一個最重要的理念是：協助一個人安詳往生，等於協助一個人成佛；自己當然也成就了一樁很大的功德！如果今天周遭有人要往生了，大家要幫忙他、而不是嫌棄排斥。

　　一個往生者，若得到很好的照顧，家人、甚至親朋好友都會感恩，會把這個感恩的力量，再散播回饋給社會。如果病人沒有走得安詳，家屬常會遺憾、怨懟，質疑醫療人員有所疏失，憤恨不平的情緒，是會星火燎原的。所以良好的安寧照護，也是社會教化的的一股力量，可使社會變得更有關懷與支持。

# 畫裡乾坤

　　阿媛，23 歲，很年輕，從診斷出得卵巢癌到她過世，只有短短三個月。

　　一早交班，護理師培玉苦著臉說：「11 之 1 床的阿媛，昨天半夜鬧自殺，把自己身上所有的插管，都給剪掉了。」

　　記得阿媛住進病房，第一次見她的時候，已經是骨瘦如柴，體重不到 40 公斤，手臂幾乎沒什麼肉，幫她翻身的時候，發現床單的皺摺都會印在她身上，表示她的水腫非常嚴重，她的會陰部破皮感染，很痛又不舒服。

　　卵巢癌常見的症狀，疼痛之外還是疼痛，而且痛到有些病人要進行半身麻醉，甚至是永久性神經阻斷。還一定有的是腹水，常有腹脹難受感。卵巢癌也會轉移，常常會轉移到骨盆腔，有時候會影響到後面的脊髓神經。癌症到

後來，幾乎就是疼痛，這也是疾病末期症狀的共通性！

　　一滿 18 歲，阿媛就跟青梅竹馬的先生結婚了，有個 4 歲的女兒小不點；才 23 歲，就要面臨死亡，心情之低落可想而知。由於進腫瘤病房已經是末期病人了，護理長忍不住問阿媛的先生：「阿媛到底知不知道自己的病情？」

　　阿媛先生是個「古意人」，話又少，想了一會才說：「應該是知道，但不是很清楚。」

　　「那你有聽過安寧緩和醫療嗎？」

　　阿媛先生茫然的搖搖頭。

　　護理長跟他解釋：「阿媛的卵巢癌已經轉移到腹膜與肝臟、胃，而且長得速度非常快，不論開刀或現有的化療，療效恐怕都很有限。因為卵巢癌與腹膜轉移的緣故，她的腹水很嚴重，全身水腫，腹膜轉移加上腹水，也連帶導致消化能力很差，肚子脹痛得厲害。為了讓阿媛最後這段時間，能過得舒服些，你要不要讓阿媛接受安寧緩和醫療？」

　　可是阿媛先生很堅持：「醫師說有新藥可以做治療，所以我要等新藥。」

　　「那阿媛自己對治療的看法呢？」護理長不敢實說，

國外新藥要在臺灣上市使用，還有人體實驗要做，哪那麼
快，還有得等咧，而且效果仍未確認。

阿媛先生一口回絕：「我不要告訴阿媛真相，如果告
訴她，她可能就不想活了，還談什麼治療。阿媛的事我做
決定就好，請讓醫師繼續治療拚看看，我不要談什麼安寧
緩和醫療！」

過兩天，熱心的護理長又找阿媛先生談：「不管要不
要接受安寧緩和治療，如果阿媛有心事，還是要讓她說出
來，總要知道她的一些想法，不然一直憋在心裡，沒有機
會講，這樣對她好嗎？」

「其實不用主動跟阿媛談病情也沒有關係。」一看阿
媛先生有點動搖，護理長馬上追加：「如果阿媛想跟你談
的時候，請不要阻止她，讓她把話說出來。」

一個禮拜過去，阿媛先生什麼都沒提也沒有所做為；
然後竟然發生了阿媛半夜鬧自殺的事，事後回想，這真給
了阿媛先生很大的警惕，即便是親如太太，她的想法，還
是該要被表達和尊重的。

被搶救回來的阿媛，清醒後第一句話：「我要找媽媽，
我媽媽呢？」

阿媛媽媽忙坐到床沿，伸手撫摸著女兒枯萎的容顏。

「媽，天天痛到生不如死，我沒辦法再撐下去了、我要走了——」

媽媽急忙摀住阿媛嘴巴：「妳不要亂講，不會、不會的。」

沒想到阿媛先生開口：「媽，沒關係，妳讓她說出來，不要阻止她。」

阿媛感激的看著先生，握住媽媽的手：「爸爸很早就走了，我們一直相依為命，可是現在，我沒有辦法再照顧女兒了，她才4歲，好小啊……」阿媛和媽媽抱頭痛哭：「只有交給媽媽，我才能走得放心……」

當天下午阿媛先生來護理站問：「我可不可以先去看一下安寧病房？」

轉進安寧病房後，主治醫師做了疼痛評估，幾天後，讓阿媛從十分的最痛，減到三分之內。阿媛終於可以下床，在先生的攙扶下，在病房內走一走。我們看似天生自然的走一走動一動，卻讓阿媛激動得眼淚掉個不停：「我還以為，這輩子只能躺在床上等死了。」

在阿媛體力好轉後，主治醫師做了身體評估，安排了

藝術療育輔助療法；意思是說，治療師並不會非得要阿媛用創作表達出什麼想法，也不去猜阿媛想要利用繪畫，來表述什麼樣的潛意識。而是提供不同的創作素材與媒介，去完成一些作品，在創作之中，讓情緒得以轉移、整理與宣洩。

藝術療育老師讓阿媛和她的小女兒一起畫圖，整個創作過程，小不點笑聲不斷，阿媛也被感染了好心情。

「都快忘記笑是什麼滋味了。」阿媛對志工阿姨說得好開心。

有天下午，阿媛母女一起上繪畫課，圖畫到一半，小不點突然天真的問：「媽媽，妳想不想吃炸雞啊？」

「是妳自己想吃吧？」志工阿姨故意戳破小女生的心機，她馬上臉紅。

「好、好，今天算阿姨請客，阿姨請妳們母女吃炸雞。」

「我真的也可以一起吃嗎？」阿媛期待到眼神發亮，對癌末病人來說，難得對食物會如此心動。

「那當然，但不能多吃喔！」志工阿姨提醒阿媛。

「媽咪，那我跟妳一起公家吃！」小不點貼心的童言

童語，讓人動容。

那天直到晚上，快樂的阿媛還哼著歌入睡呢。

藉由藝術療育老師的幫忙，阿媛嘗試過蠟筆、水彩、拚布、水墨等種種媒材創作。阿媛做拚布包送給小女兒和母親、和女兒及先生一起描彼此的手印，畫出一張「大手牽小手」的全家福。在一次次的創作當中，阿媛心思不再捆綁在疾病上打轉、一直鑽牛角尖，拋開自己的憂鬱焦慮，讓心情得到最好的釋放；創作的過程，讓阿媛和家人有了難忘與親密的互動，志工阿姨也不時的幫阿媛一家人拍照留念。

看到先生細心把自己的作品送去裝裱，女兒既炫耀又寶貝的帶著母女共同創作的布包上幼稚園，讓阿媛對死亡、對生命延續的意義，有了更多正向的思考。

阿媛往生後，她先生特別帶著小女兒到護理站來，謝謝醫療團隊和志工們：「謝謝大家在我們最無助的時候，給了溫暖和美好的回憶，在這裡，阿媛慢慢又會笑、會跟我撒嬌了。原來，安寧病房，不是像我們一直誤解的，是沒人理、是只能等死的地方啊！」

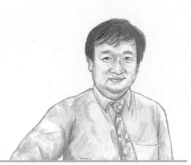

― 安寧心語 ―

團隊關懷與輔助療法

　　藝術治療，是安寧緩和醫療中的一環，是必要的療法之一，安寧團隊會盡力爭取這樣的資源。

　　末期病人在轉進安寧病房以後，安寧團隊會主動評估，除了醫護的處置外，也依需要安排美術療育、音樂治療等藝術治療的輔助療法。

　　安寧團隊成員評估後，如果藝術治療對病人可能有幫助，則會建議病人試試。病人同意的話，藝術治療老師便會來跟病人討論，一起做活動。

　　之前病房裡，有個青少年病人，不論疼痛控制如何努力，他一樣都喊疼，主治醫師察覺應該是「另有隱情」，於是也找美術療育師一起來照顧。

　　有天，美術療育老師讓他畫畫，他畫一片火紅的液體。在療育老師引導下，談到很想見見他住院前，吵架分手的女朋友。安寧團隊想辦法幫忙他找到失聯的女朋友，互動相處一兩天後，青少年的疼痛，就不需要太多藥物，即可得到良好控制，整個心情更有了一百八十度轉變。

　　輔助療法在安寧緩和醫療領域漸受重視，例如藉由美術療育當橋梁，可促進了解彼此語言不易表達的想法或心願，進一步可啟發生命意義的反思，內心力量的提升。輔助療法有別於所謂的偏方，它已有專業的角色與發展。

　　國內安寧緩和醫療症狀控制的技能，已達世界級水準。除此外，跨領域團隊的關懷與支持，更不間斷的精益求精求進步，只要對病人生活品質與善終有幫助的，都會不遺餘力的提供。

# 不要規定我

　　罹患鼻咽癌的蔡先生與癌症共存奮戰九年，去年三月化療結束後，自己覺得治療效果有限，簽了不施行心肺復甦術意願書後，開始交代太太有關身後事的安排處理。

　　今年初，蔡先生因發燒昏迷，家人忙著將他送急診。經過急診的醫療診治，蔡先生雖然甦醒，但是身上被置放了鼻胃管與點滴管路，他一直很激動的想拔除身上的管子，情緒相當不穩，總以憤怒的眼光看著醫護人員，急診醫師邊保護性約束的綁了蔡先生，邊忙著照會安寧病房後，將蔡先生送到安寧病房。

　　一進病房，蔡先生再次強烈拒絕鼻胃管的放置，同時也希望不要再打抗生素，更表達要回家的心願。因為急診已先把症狀控制住了，安寧病房醫師便尊重蔡先生意思，幫他先移除了鼻胃管，讓蔡先生情緒也舒緩下來。

　　蔡太太卻私下跟主治醫師拜託：「希望我先生能夠繼續住在醫院治療，最好能夠住到最後一刻。」因而一口回絕安寧團隊要和她討論蔡先生想回家的照顧問題。

　　可是蔡先生意志堅決、脾氣又拗，對醫療行為，態度上明擺著就是不肯合作，醫護人員勸蔡太太：「都不考慮成全先生的心願嗎？」蔡太太被煩得六神無主：「他這個樣子回家以後，我能拿他怎麼辦？」

　　針對蔡先生的病情與治療策略，在數次的倫理困境討論會後，主治醫師仍基於尊重病人的原則，婉言說服蔡太太成全先生堅定想回家的心願。經過再三的溝通說明、並保證蔡先生回家後，蔡太太不會孤立無援的面對病人照顧問題，蔡太太終於點頭，一起和安寧緩和醫療團隊安排出院的規劃，及如何面對後續的照護。

　　出院前主治醫師提醒：「蔡太太請放心，相信尊重先生的意願，讓他回家，會是正確的決定。我們可以用口服抗生素繼續完成應有的療程，至於照顧方面，我們會安排安寧居家團隊，到妳家去探訪幫忙的。」

　　安寧居家護理師到蔡先生的病房，討論出院後回家要先準備的事宜。已經精神好多了的蔡先生，一個勁兒的揮

手趕人，連聽都不想聽：「我不要什麼居家護理師，來協助出院返家後的照顧。」

好在身經百戰的安寧居家護理師，親切的關心蔡先生身體症狀，幫他調整電動床的角度，順便墊個枕頭在腳邊讓他躺得更舒服；同時伺機向蔡太太介紹安寧居家療護可提供許多回家後的接續照顧：「不管是症狀的控制，或者是護理的一些措施，包括能讓蔡先生更舒服的翻身擺位，我都可以到您家裡去指導，這樣不但蔡先生的生活品質會舒適自在，完成要回家的心願，同時會讓家人的照顧負擔減輕不少。」

「翻身擺位？這我做得來嗎？」蔡太太好緊張。

「不難不難，只要支撐和使力點的技巧用對就可以了。重症病人，一般來講都需要躺在床上比較久的時間，如果沒有定時翻身擺位，勢必會有褥瘡問題出現，這樣就得再回到醫院來照顧，接受醫療。」

「以蔡先生的情況，建議回家前，要準備租借的儀器，有氣墊床、抽痰機、氧氣製造機……」居家護理師把如何租借或申請這些設備的管道，細細列表寫下，讓蔡太太方便接手處理，居家護理師的貼心，讓蔡太太的忐忑不

安，有如先服了定心丸。

　　回家的前兩個月，蔡先生堅持自己用嘴巴進食，也覺得自己沒厲害的疼痛，不想服用任何止痛藥物。居家護理師讓蔡太太盡量鼓勵先生喝些牛奶和流質的食物，雖然有時會嗆到，咳嗽有黃痰，蔡先生也自得其樂的過了一段他自認為有品質、有尊嚴的滿意居家生活：「待在家，我精神好的時候，還可以到附近走走看看，找找朋友，跟親戚聚一聚，吃吃想吃的東西，比住院自由自在多了。」

　　然而焦急與不捨的蔡太太，氣不過蔡先生的我行我素、不好好多休息、不遵醫囑吃藥……經常連哄帶騙之餘，會威脅蔡先生：「好說歹說都說不會聽，那你回醫院去接受治療好了。」

　　蔡先生不高興，會大小聲的頂回去：「不要把醫院那一套帶回家，不要規定我這個、規定我那個！」

　　因為蔡先生真的連趕幾次安寧居家護理師出門，護理師只好不定時電話追蹤，做症狀評估指導、教蔡太太照護技巧；在聆聽蔡太太幾乎每天 call in 報告病況的同時，也安撫她焦急煩躁的情緒，並引導她抒發多年來，照顧先生的身心俱疲。

「到底要不要再送回醫院？他最近越來越盧，讓他一直留在家，我很有罪惡感。」蔡太太三天兩頭都在電話中問居家護理師：「我很掙扎。」

身兼心理師與協助醫療處置判斷的居家護理師，一再安慰蔡太太：「尊重蔡先生的自主意願，對末期病人來說，是很重要的。妳不要慌，我們會和妳一起，給予蔡先生真正需要的臨終關懷與陪伴。」慢慢的，蔡太太真切感受到居家療護人性化的醫療照護，在電話回報中，情緒平穩多了。

在蔡先生往生前，居家護理師去蔡家探視，看到的是蔡先生，熟睡平靜。病人能壽終正寢於他熟悉溫暖的家，家屬在身邊能不慌不亂的處理後事與助念，何嘗不是生死兩相安的一種美！

安寧居家療護，為末期病人提供居家訪視，醫療人員到病人家裏診治照護外，並提供 24 小時的諮詢專線，做為與安寧緩和醫療門診和病房聯繫的窗口。

居家療護的優點，在於家是病患療養最佳的處所，家的溫馨與安全感，是醫院無法取代的。在安寧團隊的醫療服務與衛教指導下，家屬能夠不慌不亂、熟練的照顧病

人，更顯得患難見眞情。安寧緩和居家療護，對渴望在家
往生的民情來說，圓滿臨終關懷的處理，讓病患能在家安
詳的離世，是合乎民間習俗期望的。

　　當前的社會現象，只要末期病人有些症狀、或即將往
生，家屬就很緊張的送到醫院，常常不能完成病人要在家
往生的心願。能像蔡先生這麼堅持要待在家，家屬又願意
學習配合照護的，在眾多末期病人中並不多。如果沒有安
寧居家療護，從旁協助對蔡先生的照顧、對蔡太太的加油
打氣，蔡先生想在家壽終正寢，事情可能就無法如此地圓
滿了。

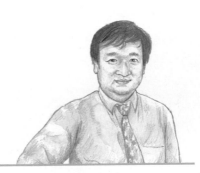

── 安寧心語 ──

## 尊重與居家療護

　　尊重蔡先生的自主意願，是安寧緩和醫療的最重要原則，對病人的善終也很重要！

　　一般病房，大都會因爲末期病人的躁動不安，而把他們束縛起來，要不然病人會把鼻胃管、人造瘻管、點滴等管路扯掉，所以好像變得很自然似的，應該要把病人綁束起來。

　　在安寧病房如看到有病人被綁著，這樣安寧照護可算是失敗，因爲很可能是病人症狀的控制，並未達穩妥的狀態。安寧病房常遇到意識不清、躁動不安的病人怎麼辦？有時的確會用類似嬰兒手套的布套，套在病人手上，讓他沒辦法去抓、去扯。當然最重要是盡速讓病人身心安適。

安寧病房並沒有一般醫療所稱的「自動出院」，自動出院的意思是：病人違背醫囑的出院，後果要自行負責。安寧病房所有的出院安排，都會跟家屬講好，主要以病人的心願爲基礎，尊重病人的期望；安排好後續的照護才出院的。

在臺灣，末期病人常想留著一口氣回家，即便如此，在安寧病房也不是辦理自動出院，而是事先溝通好：時間上差不多了，瀕死症狀呈現出來，才安排回家。回家以後可能生病期還有個兩三天，甚至可能還有一個禮拜左右的時間，這時候居家護理師，也會指導家屬藥物的使用及如何照護方法，讓病人在最後這段居家的時間，得到跟在醫院一樣品質的醫療照顧。

安寧緩和醫療界常之稱「末期出院」，便是指這種溝通好了，才安排病人出院，是爲了完成病人「在熟悉的家裡往生」的心願。目前臺灣也積極推展安寧社區化，期望社區型醫院或社區醫療群診所，能經過訓練具備基本安寧緩和醫療照顧能力，使末期病人或老人，可終老於社區。

# 給了病人，也分給了家屬

　　文雯是位大專院校的老師，很愛乾淨，和先生 Michael 兩個是頂客族，從她肺癌發生肝臟轉移以來，Michael 辭了美國的工作，一心守在病房陪伴。因為家人多在國外，文雯少有親戚朋友來探訪。

　　文雯很愛乾淨，以前每天都要洗澡兩次。但從無法自行下床之後，都是先生加上看護阿姨兩人一起幫她擦澡。進了安寧病房後，聽說病房有按摩浴缸、有洗澡機，可以藉由特殊的推床，從病床平移後，推到專屬的浴室，推床可以升降，讓她除了頭部外的整個身體都泡在浴缸裡時，她眼睛都亮了起來。

　　有潔癖的文雯很擔心，和其他病人共用浴缸的衛生問題，在志工阿姨示範清洗與消毒浴缸的流程後，文雯放下了擔憂，每週一次的洗澡，成了她最期待與快樂的時刻。

　　對愛乾淨的病人來說，住進安寧病房眞的是適得其
所，安寧病房有超音波洗澡機、醫療級的百萬洗澡機；有
特殊的運送推床，即使病人很虛弱，甚至已骨頭轉移，這
張特殊運送的推床，也可以很專業的把病人運到按摩浴
缸，洗個舒服的澡。

　　有天洗澡時，文雯問：「想自己洗臉，希望能用水沖，
就是用蓮蓬頭放在臉前面沖，幫我好不好？」才一洗完，
還來不及擦乾臉上的水，文雯面露陶醉的微笑：「好久好
久沒有這樣洗臉兼按摩，好舒服啊！」

　　文雯洗澡時，心情特好，喜歡跟護理人員及志工阿姨
對唱，大家都在想，沒生病之前的她，嗓音一定是悠揚絕
美。只是隨著病情惡化，文雯臥床時間越來越長，Mi-
chael 眉頭的結也越鎖越緊。

　　因爲身型的改變，志工阿姨幫文雯找比較適合她、寬
鬆、能夠穿得進去的衣服。她每穿一件，精神好的時候，
會打趣的說：「又有件新衣服可穿，眞好！」還認眞的問
Michael：「好看嗎？」

　　Michael 擔起了所有照顧文雯的生活大小事，又擔心
自己做得不夠好，常追著醫護人員問：「我還能幫她多做

些什麼？」

「陪伴之外，肢體的互動很重要！」主治醫師舉例：「比如幫她按摩，常牽牽她的手，親親她的臉頰、額頭都可以，就像疼惜一個小嬰兒般，這些肌膚之親的撫慰，對病人來說，是很大的鼓舞力量，有滿滿愛的憐惜。」

Michael 在文雯住院後一路始終如一的照顧，讓大家看到一個男人，肯為太太這樣子的付出，很感動，問他：「在異鄉這樣照顧病人會不會很辛苦？」Michael 很正經的告訴醫療團隊：「我愛她，不管文雯是健康或生病，我都要盡一個先生的義務和任務！」

Michael 看到每一個護理師，工作壓力之大，幾乎都是超支自己體能的在照顧病人。因此 Michael 盡可能主動與看護一同協助文雯翻身、擦澡、換尿布、甚至大小便後的清潔護理。

大家都忍不住跟文雯說：「Michael 是很棒的老公呢，妳好幸福！」每當有人真心誠意的誇獎 Michael，文雯的笑容好甜蜜，一點都不像個末期病人。

病人總有情緒不穩，Michael 難免受氣，安寧團隊除了見到 Michael 時拍拍他的肩膀，幫他加油打氣外，也會

找他一起在交誼廳吃吃飯，讓他知道他雖然是個老外在這裡，不是孤軍奮鬥，安寧團隊都願意幫他、做他的後盾。

文雯往生後的兩三天，Michael 還會過來病房，和大家談後事處理情形，追憶文雯生前的點點滴滴，彷彿安寧病房的團隊，是他在臺灣的「家」，累了、無助的時候，便回這來療傷取暖。

Michael 在返美前，又專程來道別又道謝：「臺灣的醫學很人性化，科技很進步，也因為臺灣特有的人情味，讓安寧療護做得很好；謝謝你們，我會永遠感激大家！」

直到現在，安寧病房每年歲末，都還會收到 Michael 飄洋過海寄來的耶誕卡，謝謝大家扶持，陪他一起走過人生最灰暗絕望的一段日子。

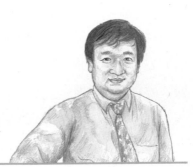

— 安寧心語 —

末期病人與家屬的避風港

Hospice 這個字，起源於中古世紀的天主教，是中途站的意思，在十字軍東征時給受傷士兵療傷，或用以接待長途朝聖者的休息站，提供他們途中的食物與水。

直到 1967 年英國修女 Cicely Saunders 醫師才正式將此名稱引用於現代醫療，作為照顧臨終病人設施的稱呼。1970 年代有鑑於臨終病人照護匱乏，因此英國等先進國家就發展安寧療護，借 Hospice 引伸為：本著宗教的關懷，提供癌症末期病人的全人照護。

時至今日，Hospice 提供臨終關懷，不僅讓痛苦的病人得到最全方位的照護，病人的家屬，也同時得到溫暖的關懷，幫助他們盡快重回社會生活。

　　二十多年前臺灣引進安寧照顧理念，從馬偕醫院、耕莘醫院與臺大醫院一路發展下來，目前有三十多家認證合格的安寧病房，四十多個安寧居家照護團隊，由於政府的政策鼓勵與民間團體熱烈推動，臺灣安寧緩和醫療發展有了良好的基礎，更受到世界各國的肯定。

　　臺灣於民國89年通過「安寧緩和醫療條例」，此條例類似美國的「自然死法案」與「病人自主權法案」，爲亞洲第一個立法的國家。本條例全力維護國內民眾在末期時的自主權，每位民眾都應了解其意義與內容，共同來推動「預約善終」的理念。

　　如何讓民眾對安寧緩和醫療有正確認識，讓末期病人皆有福氣享有安寧照護，則是重要的觀念釐清與內容宣導。當然，請千萬別再以訛傳訛：「安寧＝等死」的謬誤了！

第二章

# 什麼是安寧緩和醫療

「以病人爲尊」的症狀控制

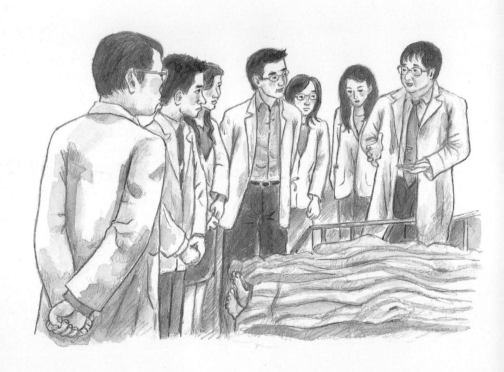

# 弦外之音

「你不要這樣啦，一直說你想死，這樣我們看了有多難受？」那天下午，一進病房就聽到羅媽媽邊哭邊說。

只見羅伯伯皺著眉頭、神情沮喪，因為長期的病痛煎熬，這個時候他的眼神裡，反而顯現出某種堅決。

因為腫瘤的位置，羅伯伯已經無法開口表達了，一見到醫師查房，他立刻用右手比了個注射的動作，接著，又變成了一把刀，作勢在他的脖子上來回劃了兩下；羅伯伯的意思再清楚也不過，那一瞬間，大家都沒接話。

「他說要安樂死、給他一針、他不想活了；我們都沒有放棄他，他竟然這樣說——唉！」羅媽媽說得好心酸，羅伯伯看了她一眼，然後把頭撇了過去。

羅伯伯是一位舌癌患者，這次因為感染病況惡化，前來急診，經醫師評估後，建議他們轉入安寧病房。剛來病

房的那天，感染問題已經得到控制，體力也明顯恢復，因此第一次看到羅伯伯，還很有朝氣地向醫護人員說嗨打招呼。

　　開家庭會議時，主治醫師坦白告訴羅媽媽：「羅伯伯的身體已經無法再承受下一次的化療了，如果您堅持的話，可能會讓他身體無法負荷，甚至有可能在化療過程中失去性命。」

　　羅媽媽面色凝重、難以置信：「怎麼會是這樣子？原本我們來這個病房的目的，不就是為了想調養一下過度時期的身體，調養好了，當然還要回去治療呀，有病不治療，難道要我們等死嗎？」

　　對於羅伯伯的病況，就像許多家屬一樣，羅媽媽雖然已經有些心理準備，要面對最壞的情況，但仍希望不要放棄任何一絲的機會。因此她只願意承認：「我們來安寧病房，是調養身體的，然後再繼續接受化療。」聽到醫師這樣的宣告，羅媽媽很焦急。

　　在一旁始終低頭安靜聆聽的羅伯伯表情凝重，雖然眼前就擺著用來溝通的筆跟便條紙，在那個當下，他卻沒有任何表達的意思，只是嘆了口氣，卻越發顯得失神。

　　接下來的幾天，羅伯伯的各種症狀在安寧團隊的照護調養下，已顯得改善很多，但是整個人看起來，卻更加意氣闌珊，很憂鬱。

　　羅媽媽掩不住焦急，找負責的臨床心理師來探視：「這幾天他精神比較差，有時候只是一直呆呆地坐著，連人都懶得理。是不是病更嚴重了？」

　　心理師走到床沿，注意到羅伯伯不只是臉部，在脖子附近也長出外顯的腫瘤。比起剛來病房的時候，情況的確是越往下坡在走。

　　回想前兩天羅伯伯強烈要求「安樂死」的情緒表達，心理師邊思索著：「羅伯伯真正想傳達的訊息是什麼？」一邊拿起桌上的紙筆，簡短地寫下：「伯伯，你看起來很痛苦、很沮喪。」

　　心理師試著先不告訴羅伯伯老生常談的：「您應該要……或者是不應該……」而是嘗試著把看到羅伯伯整個人，所呈現出來的情緒反映給他。

　　羅伯伯盯著字看，用力點點頭，再次以手刀在脖子前來回用力比畫，強烈向心理師表達：「不想活了！」他是那麼急切地想拋下現在的一切，為自己的處境找條出路。

心理師繼續寫：「身體變這樣、又不能說話，很痛苦；有口難言，很挫折、很難受？」

羅伯伯點頭，眼神柔和了一些，眼眶濕潤。拿著筆，大大的字寫下：「痛不欲生！」

求生是人的本能，在經歷了辛苦的治療歷程、病況的變化、懷抱著希望又轉向絕望，羅伯伯想必是經過反覆的掙扎，覺得現況實在太難以忍受，才表達出求死的意願；這是他深刻地向我們傳達內心強烈痛苦的一種方式。

「這麼多痛苦，卻想不到辦法解決，所以才想要安樂死，但提出這要求，您也很難過、掙扎？」

除了「痛不欲生」外，心理師也讓羅伯伯知道，看到了在極端的安樂死背後，是基於對原本所擁有一切，眷戀與不捨拉扯之下，牽引出來的矛盾與苦苦掙扎。

看到了心理師的回應，羅伯伯微微顫抖，雙拳緊緊握起，隔著棉被對著雙腿狠狠的一搥再搥。心理師把雙手搭在羅伯伯肩上，羅伯伯痛哭起來。原先像是刀子一樣有力、快速劃過頸部的右手，現在卻像是失去戰鬥力般癱軟在腿上。

癌症末期的患者，承受身體、心理、社會、及靈性各

方面的重大壓力，這期間所感受的痛苦，常是家人或者醫療人員不易深切體會到的。加上臺灣傳統文化，家庭成員間少有直接表達情感的習慣，在遇到類似的壓力事件時，經常出現患者及家屬，各自孤單地承受著強大情緒包袱。

　　像羅伯伯雖感到強烈的痛苦，卻難以向妻子表達，而使負面情緒逐漸累積，無從抒發。同時又面臨身體狀態的惡化，身心資源強烈消耗。幾經反覆思索，羅伯伯苦無適當的因應對策來幫助自己穩定心情、面對病況的進展，「安樂死」便成了他眼裡唯一解脫的可能。

　　終止生命的要求，經常是在這樣的脈絡下被患者提出，是病人在他有限的因應思考內，所能想到的最後辦法。這也是安寧病房常常需面對的課題：當病患處在某種極大的痛苦裡，找不到情緒出口時，一定要想辦法，幫忙拉他一把！

　　羅伯伯在團隊的身心靈整體照護下，不但身體症狀減輕了，團隊成員耐心的與他做溝通輔導，讓羅伯伯漸漸感覺到被在意的照護溫暖，漸漸的情緒也能平穩下來，家人也跟著放心的鬆了一口氣。

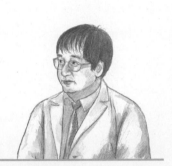

— 安寧心語 —

安寧緩和醫療避免安樂
死的困境

面對病人「求一死來解脫」的這種反應，首要之務是
先聽懂他們迫切需要協助的弦外之音，並讓他們感受到自
己的痛苦能被理解。如此才能幫助病人，重新認知自己並
不是孤零零的無助，而避免陷入絕望的情緒中。

安寧團隊中的臨床心理師運用同理心技巧，處理羅伯
伯緊急的情緒反應：由「非口語表達」方式，仔細觀察羅
伯伯整體情緒狀態、理解情緒背後的關鍵，並且透過貼近
羅伯伯的溝通方式──紙筆交談，來傳達「將心比心」，
能懂得他心裡的戚戚焉。

當同理心正確表達時，病人便能夠稍稍由強烈的情緒
狀態中抽離，看清自己及身處環境的情形，因而開啓溝

通，找到其他因應方式的可能。

連螞蟻都知道要愛惜生命，病人會想縮短自己的生命，多是因為太痛苦了。家人為了照顧自己，生活秩序大亂、甚至傾家蕩產。如果社會沒有給予支持，醫療團隊沒有指導家屬，他們很容易陷入心力交瘁。病人看到家屬這樣，更加痛不欲生，會想早點結束這樣的悲劇。

美國安寧組織（American Hospice Organization）2007 年發表的研究報告指出：將末期病人分為兩組，一組接受過安寧照顧，一組沒有接受過安寧照顧，接受安寧照顧組平均生命期可多 19 天，分析主要原因，是因身心靈照護妥適，並減少了不必要的痛苦措施。

自然生命期多了半個多月，可以完成更多心願，追求善終更無憾。因此末期病人接受良好安寧緩和醫療照護，不但可避免「安樂死」這類縮短生命要求的困境，甚至可延長自然生命期。應該讓所有末期病人，都有機會選擇安寧緩和醫療照顧的方式，才是符合醫學倫理的精神。

# 淨身

一早，護理同仁們忙著交班，醫師和居家、共照護理師正在開晨會。

213 病房的病人太太，衝到走廊上大喊：「趕快來人啊！」又衝回房間去，213 床的醫師隨即被通知趕到。

病人女兒語無倫次：「怎麼會這樣子？突然喘成這樣？我爸爸是不是快不行了？爲什麼好像快昏迷了？」

病人太太貼在醫生身後，緊張到聲音發抖：「他是不是快死了？怎麼這麼快？不會吧？」

醫師回頭冷靜的告訴她們母女：「這是大多數末期病人，在臨終的過程會出現的症狀，心跳會先變快、變不規則、最後會變慢，呼吸會因爲缺氧、張口呼吸、呼吸變淺變快、看起來很喘；嘴唇會因爲缺氧，蒼白甚至發紫、也會因大腦缺氧，導致每次呼吸吞吐之間，出現越來越長的

間隔。這些現象，之前我都跟妳們解釋過。現在時候到了，妳們要能夠去了解，病人現在這個樣子，就是臨終的自然過程。」醫生盡管委婉解釋，可是她們母女還是難以接受。

病人太太一直哭：「不行啊！我已經答應要帶他去樓下洗頭，他現在這樣子，不能去洗了，怎麼辦、怎麼辦啊？」病人太太歇斯底里一直吵，她女兒被嚇得不知如何是好。

以護理師的敏感度能體諒，這個太太答應她先生要帶他去洗頭的心願，萬一沒有做到，他就走了、就斷氣了，她會覺得，承諾先生的最後一件事情，都沒有做到，會遺憾痛苦一輩子的。

於是當下護理師安撫病人太太：「那是不是我們改在床上幫他洗頭？」說實在，護理師也擔心她信佛教，怕萬一洗到一半滿頭都是泡泡，病人往生了，就不能再動遺體，佛教有說法是：從往生開始的八小時，是不能去動遺體的。

可是如果不幫病人洗頭，家屬會有很深的遺憾，於是護理師決定要在最短的時間內，幫病人洗完頭。好在病人

是男生，頭髮比較好洗，三分鐘就快速完成連洗帶吹乾。在洗的過程當中，大夥忍不住一直禱告：「拜託，千萬別斷氣呀！」

　　洗完頭，她們母女打躬作揖才道完謝，病人太太哇的一聲又哭出來：「之前他因為胰臟癌壓迫到腹膜，常痛到冒冷汗，雖然醫師有說痛的話就可以使用嗎啡，我都不讓他打；都一直叫他忍耐，叫他不能打，為的就是怕他打嗎啡，會不會越打劑量越重，或萬一有副作用出現，呼吸突然停止，我會措手不及。可是他現在這樣喘，是不是因為痛得受不了？就比較早走？是不是我害他提早給痛死了呀？」

　　看來不幫她打開這心結也不行，護理長握著病人太太的手，語氣誠懇堅定：「本來人要走的時候，就會有些症狀產生，每個人都不一樣。事實上，我們也有用適當的止痛藥物。讓妳先生的疼痛已減緩許多。呼吸淺快看起來較喘，常是瀕死症狀自然的現象。呼吸喘，不是因為痛的喘，而是器官衰竭的自然現象。」

　　「其實像你先生這樣喘的症狀，我們可以使用嗎啡來減輕呼吸困難感覺，只要小心的調整劑量，不會讓呼吸突

然停止。但像血壓慢慢下降、呼吸次數比較快、意識慢慢變得不清楚等症狀，則是瀕死過程的身體反應，就不是藥物可以完全控制的。不過我們可以努力確保，讓病人在這個過程是舒適的，也可以藉由家人的陪伴讓病人平靜、不會害怕。」護理長解釋了好一會兒，病人太太才慢慢安靜下來。

　　隔沒幾天的下午，217 床的吳先生，大聲噫噫嗚嗚的把好幾個志工趕出房間，護理長忙過去看發生什麼事。愣愣站在病床旁邊的吳太太，眼睜睜看著志工們出病房，滿臉驚慌無措，一位宗教師則默默站在一旁，觀察著病人沒離開。

　　吳太太告訴護理長：「原本想說這邊的志工真熱心，願意來幫長期臥床、移動不便的病人洗澡。我先生好久沒有舒服的洗過澡了，上次我自己一個人幫他洗，扶得好辛苦，花了好長的時間，兩隻手痠軟到好幾天都抬不起來。」

　　所以當志工好心來問：「需不需要幫病人洗澡？」吳太太很高興就答應了，只差沒先問過吳先生，但是吳太太心想：「能好好洗個澡，是件多舒服的事，怎麼可能反對呢？」吳太太還心想要給吳先生一個驚喜。

「眞是想不透？爲什麼看到志工一來，就激動成這樣？」吳太太滿臉歉意，宗教師給護理長一個眼神：「放心，這邊交給我。」

護理長離開病房，看志工們一臉疑惑的圍著在討論：「吳先生是怎麼回事？爲什麼臉色那麼難看，爲什麼那麼激動？還揮舞手腳，連眼淚都飆出來了？」

「吳先生到底怎麼了？」

「幾乎所有的病人，都很喜歡有人可以幫忙洗澡的呀！」

「還要不要繼續幫他啊？看他那麼久沒洗澡，眞想好好幫他洗一洗，這樣也舒服一點。但是他太激動了，怎麼會這樣子？眞是太奇怪了？」

躺在病床上的吳先生一臉驚恐，回想著剛剛的過程：

我好像睡了很久，怎麼感覺很吵？原來有很多人在講話，勉強睜開眼睛看一看，病床旁圍繞著幾個人，有男有女，穿著同樣的背心，其中一人穿著海青頂著光頭，啊？是法師，怪了，我的病床旁怎麼會站著一個法師？

他們嘰嘰呱呱的好像在對我說什麼？我聽不太清楚，是要幫我洗澡嗎？爲什麼要洗澡？我的時間到了，該洗乾

淨上路了嗎？太快了，我不覺得自己要死了呀？這些人七手八腳的想要幫我移動到小床上，她們想把我搬到什麼地方？

我還很好，我還沒有要死，不要移動我，沒看到我還好好的嗎？我大聲喊著、吼叫著，怎麼沒有人聽到？喔，因為該死的氣切，讓我發不出聲音……

你們怎麼可以這樣對我？太過分、太不講理了！是不是巴不得我早點走？我都還沒斷氣，就想要幫我辦後事了嗎？筆記本呢？我要寫字、停下來、我想寫字、不要碰我、滾開，不要碰我！

「為什麼我都生病了，還要受人擺布？」吳先生又氣又怕，蒙頭蓋進被子，全身在被子裡抖個不停：「為什麼大家要這樣對待我？好恨啊，怎麼沒有半點尊嚴？我絕對不要去洗澡，我真的還有口氣在呀，我還沒死！」

過了一陣子，病房安靜下來，吳先生偷偷掀開一角被子，瞄了一下四周：「咦、那個法師怎麼還在這？是要替我念經超渡了嗎？」吳先生嚇壞了，伸手摸到身旁的筆記本，便趕緊寫下：我是不是快死了？

一旁默默觀察的宗教師，看到吳先生在筆記上寫的幾

個字，頓時恍然大悟：「原來吳先生是一下子看到這麼多人在身旁，我也在場，誤以為這次洗澡，是臨終前最後的淨身。」

宗教師忙柔和的解釋：「吳先生，真是抱歉，造成你的誤解，這次想幫你洗澡只是為了保持清潔，並且希望能讓你舒舒服服的享受一下，才會這麼多人想來幫忙，並不是你想的那樣啦！」

「可以幫忙洗澡，是病房中的服務之一，而非臨終儀式的一部分，因為安寧病房有特別為病人準備醫療級的洗澡設備。」聽宗教師這麼說，吳先生才長吁了一口氣，深鎖的眉頭舒展開來，瞪了身旁的太太一眼，在筆記本上慢慢寫下：病人也有人權，任何事，做決定前要先問我！

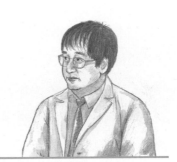

— 安寧心語 —

病人自主與心願完成

　　安寧病房的醫護人員，常常敏感度要比常人更敏銳、設想更周延；因為這樣的敏感度，才會去察覺到要幫病人或家屬哪些忙？在面對生離死別的剎那間，紓解一些他們內心放不下的事情，甚至幫忙完成心願。要不然病人走了，家屬的內疚，常是一輩子的折磨。

　　安寧緩和醫療的末期病人，如果身上有癒合力變差的傷口或褥瘡，或已大小便失禁，保持個人衛生，會是連病人自己都很渴求的事。

　　有的病人因為太虛弱，而且身上有著各種管子，讓家屬或看護比較困難幫洗澡或擦澡，以至於時間一久，會有異味困擾，病人也很不舒服。因此安寧團隊與家屬，共同

爲病人洗個舒服的澡，變成基本的重要工作之一。

　　在安寧病房幫病人洗澡，看他們泡在浴缸中的表情，令人動容。甚至有些病人會舒服的說：「我死而無憾！」因此安寧團隊人員，盡可能排除困難的幫病人洗澡。當然，我們在做任何醫療處置與照護工作時，都會向病人說清楚，讓病人了解、並尊重病人的意願。

# 疼痛控制

　　新光三越從臺大舊院區病房，是很容易看到的最高的建築物，尤其是入夜後的華燈照明。

　　有位 10 歲的孩子小杰，腹部的腫瘤已經很大，因此也相當的疼痛，但在腫瘤病房以及安寧共同照護的團隊照顧下，疼痛的感覺被減到最低，各種症狀，如腹脹、便秘、噁心嘔吐等也控制得相當好。

　　小杰是單親孩子，爸爸是一家小飯館請的廚師，工作時間長，能陪他的時間不多，常常爸爸半夜下班才來醫院，小杰都睡了；一早趕採買時，小杰多半還沒醒。但爸爸會留紙條給小杰，讓他知道爸爸天天都有來陪他。

　　轉入安寧病房後兩天，夜空清朗，小杰的心情不錯，站在窗前看著新光三越發愣。

　　「在想什麼呀？想到都發呆了？」護士阿姨彎下腰問。

　　「我想，如果我可以上新光三越45樓，去看看臺北市的夜景，那該有多好啊！可是爸爸太忙了，因為我生病，所以要一直一直拚命賺錢。」

　　小杰黯淡的眼神，讓護士阿姨好心疼，在醫療團隊討論後，決定要幫小杰完成心願。三天後下午五點多，主治醫師、護士阿姨和志工叔叔三個人，推著輪椅，帶小杰到新光三越大樓圓夢看夜景。

　　首先當然是請小杰到美食街，讓他自由選擇愛吃的食物，小杰心情好好，因此胃口大開。然後一起逛了幾個樓層，接著就坐電梯到45樓準備看夜景，這個時候因為止痛藥的藥效時間已經到了，小杰腹部開始隱隱作痛。

　　小杰怕夜景看不成，盡管想忍耐，但仍忍不住縮起身子，護士阿姨迅速地拿出嗎啡溶液，準備給小杰服用。小杰服用前看著這個嗎啡溶液說：「我又要服毒了。」

　　在旁聽到的主治醫師，馬上蹲下來握著小杰的手：「小杰，這個不是毒藥，是幫你止痛最好的藥。」

　　小杰愣了一下：「可是，從來都沒有人跟我講過，這個藥是很好的不痛藥，我一直以為，嗎啡是毒品。我一直在吃毒藥，就是為了要把自己和不會好的病一起慢慢毒

死。」一個小孩子承受這麼多痛苦，在他末期的階段，還要誤認為，可以控制他疼痛的嗎啡是毒藥，真是情何以堪？

經過主治醫師細心溫和的說明，小杰才明白：嗎啡早期的應用，是在第二次世界大戰時，軍醫經常替傷兵注射嗎啡來減輕疼痛。嗎啡是一種從罌粟花提煉出來的鴉片生物鹼，如果進一步純化變成海洛因且被濫用，那才算是毒品。

但對於戰場上的傷兵與癌症疼痛的病人，卻是最好的朋友。不但不會使人上癮，而且妥善調整劑量，將疼痛控制到最低，還可以減少疼痛所造成身體與情緒的壓力，進而延長存活期。

在我們醫院病房，有一個病人阿雀姨，她是肝癌末期病人，知道病情而且很幽默，常會跟醫師、病人或家屬開玩笑，是很開朗的一個人。

有天實習的學生發現阿雀姨怎麼都不開朗了，護理師問她：「最近有沒有什麼不舒服？」

「我的痛已經吃了好幾種藥都沒有效，就一直沒辦法控制。我看可能有轉移或更糟了吧？唉！我覺得，我可能

不行了、走到頭了啦！」阿雀姨這回真的笑不出來了。

護理師趁機讓阿雀姨知道：「妳其實可以選擇做安寧共同照護，來舒緩疼痛的。」

「安寧共同照護？」阿雀姨很訝意。

「基本上，如果病進展到不是很好，或者是說、有其他症狀控制不好，都可以照會安寧共照團隊，他們對症狀控制相當用心與專精，可以幫忙做好疼痛的症狀控制。照會的話，不需要轉到安寧病房，就在妳的病房裡，一樣由妳原來的主治醫師照顧，安寧的醫師會來幫妳調藥，看疼痛怎麼樣來控制，會比較好。」

「是哦？我從來都沒聽說過？有可以特別幫忙做疼痛控制的醫師喔？」

阿雀姨先生也問：「她最近治療效果都不太好，像打營養針也是；每天灌那麼多點滴、灌那麼多營養針，根本就沒效！看起來越來越胖，體重越來越重，其實都是水腫在重，也不是真的在長肉！」

「確實沒錯，你的觀察很仔細，觀念很正確，阿雀姨的營養吸收真的是不好！」

照會後，才發現阿雀姨的疼痛控制，有必要再調整劑

量。經過共照團隊的建議，將嗎啡劑量做精細的調整，然後再把不需要的藥停掉之後，阿雀姨的疼痛控制好多了。

阿雀姨之前除了痛以外，也會喘得很厲害，但是嗎啡劑量調整後，阿雀姨的呼吸變得比較舒緩，疼痛與呼吸不舒服的感覺都大大的改善。但她的負責醫師就很怕這樣下去，會產生呼吸抑制。實際上，這就是一般人，即使是醫護人員，都不太敢用嗎啡去做疼痛控制的原因：怕藥打太多，病人就會上癮或者是抑制呼吸。

這都是一些誤解，早期疼痛控制不像今日這麼細緻、能精準掌控劑量。以至於當病人痛得很厲害時，過去醫療界都用目前已經不太被肯定的止痛藥「戴美樂」，這種藥在急性疼痛時用得很多，但以癌症的慢性疼痛來說，當今卻認為是很不適合的用藥。

有時醫師會用嗎啡，卻因為不太了解如何循序漸進來使用這類止痛藥，常有過量使用的現象，因而產生了不必要、可以避免的副作用。譬如說：噁心嘔吐、意識受到影響、還有呼吸抑制等，因此造成病人家屬很惶恐、拒絕再使用；而醫師也因為擔心病人的這些副作用，便不再去使用它。

　　嗎啡的使用在過去醫療界是很少被正確使用，甚至因為可能過量會影響呼吸抑制，老一輩的醫師也會教導下一輩年輕醫師：「不准使用嗎啡！」老前輩醫師會說：「痛不會死，但打了嗎啡，萬一病人發生呼吸抑制，那可是會死的。」因為這樣的歷史背景，所以很多病人即使又痛又喘，醫師還是不太願意用嗎啡。

　　在現代，已經有許多有經驗的腫瘤科與內科醫師，尤其安寧緩和醫療病房的醫師，知道從來沒用過嗎啡的病人，要從 2 到 3 毫克的低劑量開始，隨症狀慢慢調整。身體的適應機轉非常奇妙，如果是漸進的隨病情需要，慢慢增加嗎啡的用量，根本不需要擔心會有所謂呼吸抑制的問題。其他如腸胃道的副作用、噁心及便秘，也可以藉由同時給予軟便劑及腸蠕動劑，來加以預防及治療。

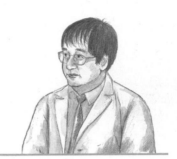

── 安寧心語 ──

嗎啡有罪嗎

　　世界衛生組織（WHO）對於癌症或末期疼痛提出三個重要處置原則：

　　一、定時使用。

　　二、依序由弱效鴉片類止痛藥，用到強效鴉片類止痛藥如嗎啡。

　　三、盡量口服使用。

　　國內外的安寧緩和醫療專家們，都會按照這個原則來進行末期疼痛控制。

　　嗎啡的確有可能產生噁心嘔吐、意識受到影響、還可能有呼吸抑制等副作用，但是只要循序漸進，這些副作用都不太會發生。即使便秘、噁心嘔吐較難避免，也都會經

過事前解釋或用藥物來預防，讓家屬安心，也盡量讓病人不要受到副作用的干擾。

嗎啡對呼吸真的有抑制作用嗎？

過去的實證研究其結果可分兩派，一派說會，一派說不會。若再仔細再分析，嗎啡會造成呼吸抑制的那一派，其研究對象多是過去沒有使用嗎啡，如果按照循序漸進使用嗎啡的話，結果都是屬於不會抑制的這一邊。

如果臨床上病人，口服的藥效吸收不好，可以考慮換針劑；在針劑方面，安寧團隊會盡量用皮下注射，也方便居家照護時，家屬可以使用。

至於止痛貼片，因為一片止痛貼片 25ug Fentanyl，就可能是等於一天有 60 毫克以上嗎啡的量，所以不應一開始就使用貼片。因為往往病人疼痛只要四小時用 3 毫克，一天 18 毫克就可以控制。以臺灣地處亞熱帶，藥效吸收比較快，一天用到 80 毫克的嗎啡劑量的貼片，也可能造成呼吸抑制！

所以在使用各種嗎啡劑型時，也要了解劑型及劑量之間的轉換，如果妥善使用，嗎啡可發揮很好止痛效果，也沒有太明顯的副作用。無奈從 1842 年鴉片戰爭後，鴉片

在華人世界一直被視為毒藥，且時常有不法之徒濫用的負
面報導，使得嗎啡更被汙名化，其實這是必需澄清的，用
得適當，嗎啡絕對是良藥。

# 好喘好喘

　　周四一早還在開晨會，韓先生的女兒直闖進會議室：「邱醫師！我爸爸很喘，看起來很糟糕，你可不可以馬上過去看看他？」

　　我忙跟著韓小姐到病房。一進去，就看到床上的韓先生的呼吸急促，家人都已圍繞在旁不知如何是好？想到這幾天，護理師已經跟我說：「韓先生的尿量已經大幅減少，心跳速率變快而且不規則，血氧的濃度也慢慢下降。」加上現在呼吸喘的情況，我們判斷應該是慢慢進入了瀕死過程。

　　韓先生意識還算清醒，而且不是每個呼吸急促的病人都會覺得自己很喘；於是我坐下來，握著韓先生的手，語氣和緩地親自問韓先生的感覺：「韓伯伯，我是邱醫師，您，有沒有覺得很喘？」

他看我一眼，搖搖頭。

我起身輕聲的跟家屬解釋：「伯伯身體的狀況已經進入瀕死的過程，各個器官的功能都漸漸的衰退，因此自然會呈現呼吸比較急促的現象。」

韓先生兒子點點頭，仍憂慮追問：「我爸會這樣一路很喘的喘到往生嗎？」

「請放心，我們一直有使用適量嗎啡，來控制呼吸困難的感覺，所以伯伯看似呼吸急促，但在他的感覺並不明顯。因為器官衰竭包括肺功能慢慢衰退，為了維持一定的氧氣濃度，肺部只好加足馬力，增加呼吸次數來彌補。所以看起來呼吸會比較快，但是我們能適當的為他調整嗎啡劑量，他自己不會因此覺得很喘、很不舒服。」

「所以邱醫師，這樣聽來，我爸就不會面臨那種很恐怖、上氣不接下氣的臨終喉鳴是嗎？」

「這種喉鳴就是說，在瀕死期呼吸時，會覺得有液體卡在喉嚨的感覺。」臨終喉鳴現象若不說清楚，真的是家屬很害怕發生的傷害：「這個時候，一般的照顧就會想要去抽痰，但是這種喉鳴又抽不到痰。常常，照護人員抽得很用力，也抽不出痰。」可是末期病人就是常會有這種喉

鳴的聲音。

記得我有一個病人，第一次來看緩和醫療門診時，千萬交代：「萬一我有碰上了，拜託不要給我抽痰；我看到我那老朋友被抽痰，每抽一次，他整個人就跳一下，鐵定是很痛苦。」抽痰真的要小心，整個人就跳一下可能是刺激，並不是痛，是一種反射反應；但家屬在旁邊看得非常不忍心。

其實這種喉鳴聲，根據實證的研究，是心肺功能因為漸漸衰竭，沒有辦法把肺部的水排除散去，所以早期是肺水腫。因肺水腫，喉鳴更嚴重，水就好像積到氣管，積到喉嚨來，這時就會有喉鳴聲不斷。

以過去歐洲的統計：如果氣管型的喉鳴，聲音聽起來像卡在氣管，平均剩下兩三天的生命期。然後漸漸的聲音到喉嚨，如果是在喉嚨的話，平均恐怕不到一天的生命期。這類聲音，不用聽診器就可以聽出來，聲音就好像咖啡機煮到最後，快要沒有水的那種「波波波」聲。這種時候抽痰也沒有用，是抽不出東西來的。

安寧團隊同仁常會建議碰到這種情形，使用減少唾液的分泌、及氣管氣道分泌物的藥物貼片來貼，是有一些改

善效果，但是卻不能完全阻止喉鳴的發生。

　　在安寧病房，如果有這種現象，醫療團隊會先做好「預防」的基本功。病人進來，醫療團隊只給他適量的水，他不太會有肺水腫的現象；既然沒有肺水腫，就不太會產生喉鳴的現象。在較成熟的安寧病房，不太有機會聽到喉鳴聲，記得 15 年前，我們剛開始開辦安寧病房的時候，臨終喉鳴聲，還真是此起彼落的。

　　目前在一般病房，一定還是聽得到臨終喉鳴，因為他們可能打太多的輸液。我在東京大學進修時的一位教授就說，他們日本病人死掉大都會做遺體的解剖，現在的遺體解剖只要屍體一割下去，水就噴出來，遺體生前被灌太多水，根本吸收不了，變成整個身體都漲滿了水。那位東大的教授，形容這種狀態叫做「陸地溺死」。

　　想想看，一個末期病人又是腹水，又是肋膜積水，輸液如果再不「精算節制」，臨終喉鳴怎麼能減到最低？所以成熟的安寧病房會有此專業訓練，並與家屬做好溝通，臨終喉鳴常是聽不到的。

　　居家照護的病人，打算在家往生，臨終喉鳴這一部分也是在安寧團隊的專業「算計」下，事先控制得很好，發

生率會減到最低。我常跟醫學生講：「如果你在安寧病房，看到喉鳴的病人，絕對要檢討輸液量，如果是灌太多輸液，表示照顧沒有做好。」

有時候，難免家屬會主動要求，多打一些點滴或營養針之類，此時安寧團隊應以專業與同理心角度，跟家屬坐下來談：「打什麼是對的，打什麼是沒有用的，比如說打營養針是長到癌症細胞，現在打輸液沒有辦法增加血液循環，反而易形成更多腹水與腳水腫、甚至肋膜積水、最後還會加重病人肺水腫而引發哮喘、喉鳴等等的現象。」

末期病人的呼吸困難，經過安寧團隊整體性的照顧，一般都會得到很好的控制，但是當病人進入瀕死期的時候，許多的症狀又會明顯呈現出來。尤其是呼吸困難的呈現，主要與身體多重器官衰竭有關。

佛教有四大分解，器官衰竭過程就等於「風、火、土、水」的分解。四大分解的過程，有的人會呈現體重減輕、有的人會呈現焦躁不安、有的人會呈現呼吸困難……其實都是四大分解的過程，也就是說多重器官衰竭的一個自然過程。

所以首先要跟家屬安慰並解釋：「病人在瀕死期，所

呈現的各種症狀，其實都是器官衰竭的自然現象，不用太緊張！」家屬多半很在意呼吸困難這件事情，但是在安寧病房，我們一直有適當的使用嗎啡，已經減輕他主觀呼吸困難的感覺，不用太擔心。

韓伯伯在瀕死過程中，雖然呈現呼吸急促的現象，但是他本身並不覺得喘，這種「適時適度」專業的使用嗎啡，並與病人家屬用心溝通，對家屬非常重要的！否則一般醫療人員看到這種現象，常會建議：「趕快插管，送加護病房！」這是在醫院習以為常的反應處置，導致病人在最後一個禮拜，只能在加護病房度過，直到死亡。

安寧照顧改變這種思維，經過我們的妥善解釋後，家屬大都能了解能接受，就放心了！所以讓病人不用插管等等的做心肺復甦術，也可以在沒有不舒服的情況下，順其自然的走到器官衰竭的最後一天，大量減少在加護病房過度的無效醫療，對末期病人來說，不也是少受罪嗎？

呼吸困難其實也是居家照護中，家屬最擔心害怕的！一旦喘起來，家屬多半會慌到送急診，急診室醫師自然會問：「末期喔？又這麼喘，要不要急救？」

家屬在那種緊急狀況下，當然說：「救！」

然後急診團隊就開始進行一連串心肺復甦術（CPR）動作，插管、甚至電擊、壓心臟等……病人的家屬這才驚覺：「原來所謂的急救，是插管這些喔？」但是管已經被插上去，得送去加護病房了！

我們常常要求醫院的醫師，如果要問家屬：「要不要急救？」是指說：要不要做心肺復甦術？要不要插管？要講清楚！而不是一言蔽之的問：「你要不要急救？」一般民眾聽不懂，急救？醫師都這樣問了，當然要救呀！但是家屬並不要病人再多受插管等等的拖磨呀！

這種用詞上差距是醫界自己都沒分辨清楚！

所以如果說能透過安寧緩和醫療的好好照顧，可避免許多的末期病人，被送到加護病房接受死亡套餐：插管、又電又壓，只要一不行了，就再來一次又一次，然後宣布死亡！

以韓先生這位病人來說，如果是較沒受過此專業訓練的醫療人員，常會跟家屬建議：「要趕快插管、送加護病房。」如此一來就沒辦法讓韓先生慢慢安詳的在親友陪伴下，直到最後一刻。

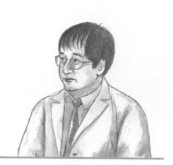

— 安寧心語 —

呼吸困難與喉鳴，不再
是夢魘

　　喘或呼吸困難，可以說是末期病人的夢魘，世界各國
統計末期病人，有 50% 以上有明顯的呼吸困難，而且不
易處理。

　　醫療界對末期疾患疼痛控制的研究，深廣度皆夠，但
是對末期呼吸困難相關研究的質量，不到疼痛的十分之
一。呼吸困難如果控制不好，家屬會非常的在意，醫療人
員也很有壓力，甚至非常沒有成就感。更常因為不會照
顧，而直接插管送加護病房。

　　如何把呼吸困難控制好，確實是一個高難度的挑戰。
安寧緩和醫療團隊會分為「藥物治療」和「非藥物處置」
兩方面來提供整體性醫療照護。

　　藥物治療方面，會詳細評估病人呼吸困難的原因，是因爲肋膜積水嚴重？或是器官壓迫等導致？這些原因醫療人員都會想盡辦法來改善。有時候即使病人的肺部沒有明顯損傷，但是病人因爲呼吸肌肉衰弱也容易喘。

　　藥物使用，除了一般的常規藥物外，安寧病房的特點就是善用「嗎啡」。國際安寧緩和醫療界實證建議：從每4 小時 3 毫克的嗎啡開始使用，可以妥善控制呼吸困難的感覺，讓病人的呼吸速度維持正常，呼吸困難的感覺可減到最低，所以在安寧病房，應付呼吸困難的一個重要武器，就是嗎啡。

　　在非藥物的處置方面，由於病人呼吸困難，不只生理問題，常與情緒、靈性方面也有相關。如果病人是屬於比較焦慮或憂鬱、甚至面臨死亡的恐懼，都會增加呼吸困難的感覺。因此要控制呼吸困難，心理、焦慮跟死亡恐懼各方面都要關注並加以處理，如果這部分得到好的處置，呼吸困難的感覺，會減至最低。

　　把自己放得很輕鬆，也有很大幫助。臨床上我常向呼吸困難的病人，解釋古代道家的龜息大法：就是當一個人自己在密閉的空間，僅剩下些微的空氣，他可以在裡面待

很久，是因為他把自己放得非常輕鬆，身體幾乎不太需要氧氣，所以可以待在裡面，像烏龜在呼吸一樣，很慢、很輕鬆的使用氧氣！

臨床上我們跟病人提醒這種概念，病人往往都很能接受，同時也懂得原來放鬆自己，再配合專業的藥物使用，其實可以把呼吸困難控制得相當好。這樣的照顧模式，我們也曾發表於國外著名期刊。

常常有病人一進安寧病房，先請醫師幫忙的是：「最近一個月很喘，根本就沒辦法躺下來睡覺，都坐在椅子上喘，只能坐著呼吸。」甚至有病人只要求一件事情：「能夠讓我躺著睡覺，我死而無憾！」

在安寧病房，能透過整體性的照顧，幾天內，大都可以讓病人躺著睡覺，不會感覺到明顯的呼吸困難；如此一來，便大幅提升了末期病人的生活品質。

# 清倉

　　雖然是年近八十的肺癌末期病人，陳老太太氣度卻依然雍容優雅，她早年喪夫，獨立辛苦撫養兩個兒子長大，還是教育出一位大學教授、一位小學校長。

　　隨著病魔折騰，老太太意識變得比較不清楚，有時安寧病房醫護人員進病房，做些診治時，老太太會口出髒話甚至暴力傾向。在旁邊照顧的兒子媳婦，對媽媽的粗魯言行，覺得相當難堪、急著頻頻向醫護人員道歉賠不是。

　　經過會談了解，老太太在娘家深受父母呵護、出嫁後丈夫也十分疼愛她，從沒在外上過班、賺過錢。先生過世後，為了養家，她到親戚的砂石場當會計，在做粗工的砂石場，工人們常常出口成髒，但是老太太總默默的忍受。

　　「老太太之所以會在神智不清時，呈現講粗話的現象，不是因為沒有修養，而是她一生中的一些隱忍，被她

深藏壓抑在腦海裡。現在因為生病，腦皮質功能退化，控制的能力已經喪失，因此腦部深沉的不快記憶，有如電訊般的發放，所以這是她一生含辛茹苦的一種發洩。」主治醫師的話，讓兩個兒子為媽媽年輕時所受的委屈，紅了眼眶。

「老太太的肺癌，合併有腦部轉移的情形，腦部是心靈的主宰，包括思考與情緒，也都是大腦所掌控的。所以我們現在所看到的，包括認知與行為失調、走路的步態不穩、因腦壓升高，而造成眼睛突出與噁心嘔吐……事實上都與腫瘤有關係。」

「而現在的思考與說話，都不是已受末期疾病控制的老太太所能夠掌控的。所以請大家記得，老太太的優雅與修養，一直都在，奶奶還是原來的奶奶，只是她的大腦已經被腫瘤所影響，而無法維持、和表現原來的自己了。」

經過安寧團隊照顧後，給予降腦壓的藥物，止痛嗎啡劑量經過細心調整，頭痛、噁心嘔吐改善許多。雖然老太太思考的困難、激動的情緒，無法完全改善，但為了讓她能有機會，再回到與先生有許多共同回憶的家中安享天年，還是決定以居家照顧的模式，讓老太太回家療養照

護。

　　回家後，老太太過了一小段舒心自在的生活。有天半夜老太太非常不舒服，跟居家護理師聯絡後，直接住院進安寧病房接受照顧。

　　雙人病房的隔壁床，剛好也是一個末期的病人，在意識混亂狀況，講話也是大吼小叫、胡言亂語，這時陳老太太的兒子，反倒能幫忙安慰病人家屬不要驚慌，許多末期病人，都會呈現這種自然現象。

　　這一次陳老太太進到安寧病房後，完全進入昏迷狀態。之前的狂亂與粗暴，也成為過去式，看著恬靜入睡的老太太，一生辛苦操持的重擔，終究得到了放下，最後一程，她還是原來端莊優雅的她。

　　小兒子在淚光中，想起了與媽媽一生相處的點點滴滴，忍不住在老太太額頭輕輕一吻：「媽，下輩子，換妳來當我的孩子，讓我也能好好的疼惜妳、照顧妳；謝謝妳這輩子愛我，當妳的兒子，我真的好幸福……」

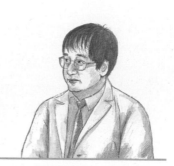

**— 安寧心語 —**

## 譫妄照顧與尊嚴維護

　　末期醫療照護過去在醫界不是主流，很少人願意投入研究，尤其死亡課題奧妙精深，有如烈陽直射眼睛，難以正視，雖然值得投入研究，但卻少有人願意這麼做。

　　意識不清，甚至譫妄是末期病人常見症狀，正確的照顧態度與技能，缺一不可。本文中，那位陳老太太告別式的紀念文中，兒孫們寫得文情並茂，令人動容。陳老太太一生含辛茹苦，養育兒子成人，子孫皆很爭氣，老太太是陳家的驕傲，社會的模範，一生努力贏得最大的尊榮。

　　如果不是在末期意識變化時，醫療人員的解釋與支持，老太太身為母親的尊榮，如何能得以如此的圓滿？兒子覺得一向優雅的媽媽，為什麼會講三字經？罵出髒話？

爲什麼動作粗暴？他會覺得媽媽怎麼會這樣？這個媽媽也很可憐，辛苦一輩子，最後還一度被認爲發瘋了。

如果把末期病人因病情加重的意識變化，視爲「發瘋了」，則是對末期病人太不敬，這只是退化的自然過程。人生誰沒生老病死？有生就有長，有生就有滅，有成長就有退化，是再自然不過的事，若用「老來番顚」看待，這也是對老人的不敬，對末期病人不敬。

以尊重自然的態度，來看待老人的退化，就如同幼兒的成長。大多數人都會認爲幼兒無理哭鬧，是再自然不過的事，但把老人家，尤其末期病人的譫妄，視爲自然生理變化，而予以最大尊重的家屬，甚至醫療人員有多少？

安寧緩和醫療專業，會將末期意識變化的原因，分成「可逆性」或「非可逆性」。可逆性的原因是，如藥物影響，電解質不均衡……等；非可逆性原因則是器官自然退化，末期病人大都是這個原因。此時要向家屬詳加解釋，並指導如何照護，給病人最大的尊重與愛護。

當病人已經不能治癒的時候，醫學界不太願意投入進行這方面的研究。但面對死亡，是病人和家屬那麼重大的人生課題，大家卻沒有認眞探討，現有的皮毛研究，足以

用來照護病人嗎？哲學領域探討生命的意義，宗教界處理生死問題，都還有很大的空間，值得再努力。

　　以專業角度來探討，腦部皮質是控制我們意識，保持優雅行為最重要的器官。當病人不太能講話，講話很慢，或不能完整的表達詞意，甚至會有一些倦怠、失禮的動作，雖有全身的因素，但常都是腦皮質的退化。

　　人生的經歷與記憶在腦部深層，而腦皮質則可控制意識。我們很愛睏時，可以控制不睡覺，就是皮質有夠力。當皮質不夠力的時候，就會開始打瞌睡了。

　　臨床上，用嗎啡的末期病人有時肢體會抽筋，病人家屬與醫療人員都很在意。其實用嗎啡控制病人疼痛時，控制意志的腦部皮質，好比中央政府受到嗎啡藥物壓抑，中央政府的控制能力減低，病人的末梢神經系統活動就不受控制了，有時肢體自然會有抽筋的現象。

　　當身體或腦皮質退化到某一程度，病人不只肢體裡面的神經會不受控制，可能也無法讓病人再有優雅的表現或動作。腦皮質退化所產生出來的現象，不正也可能是病人長年壓抑、不為人知的人生痛苦經歷累積嗎？我們怎麼可以「瘋了」，一語輕蔑帶過呢？

第三章

# 處處是好處

肯定生命，死亡是一種自然的過程

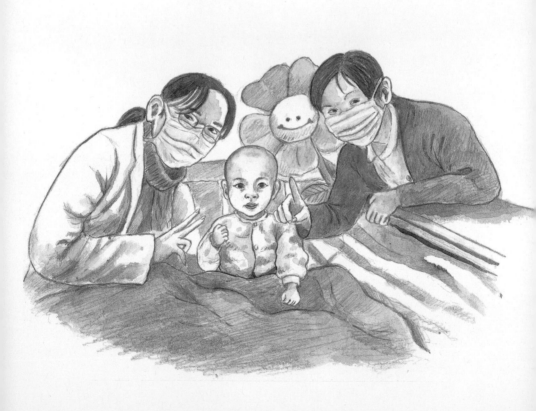

# 幫嬰穿衣服

這個小嬰兒出生八個多月，體重卻只有六公斤。

出生的時候，發現他的左心房壞死，所以一出生就開始動手術，開過兩次心臟、之後接著動腹部的刀，又做心導管手術，右腳因為循環嚴重不良，所以被截肢掉了。

一個這麼小的嬰兒，全身插滿管子，和一隻僅剩的左腳，時時和死神在拔河，叫人非常心疼不捨。雖然幫他打了麻醉藥減輕不舒服，讓他能好休息，可是他似乎又想努力張開眼皮，看看這個人世間吧？

出生之後，小嬰兒也沒有回過家，連正式的名字也沒取，在醫院住了八個多月，大家管他叫：「寶貝貝！」八個多月以來，寶貝貝已經急救過很多次了，醫療團隊都很拚的把他從鬼門關搶回來。

在急救的過程中，寶貝貝多次血氧掉下來，就快要走

了；可是父母每次一進到加護病房，就跟寶貝貝哭：「你不可以走，要趕快回來，我們要你啊！」雖然父母對寶貝貝這八個多月所受的煎熬，一說起、看到，眼淚從沒停止過，卻始終不肯放手，可能因為不捨的意念，寶貝貝血氧從很低，馬上又回來。

在加護病房，寶貝貝每一口氣都喘得辛苦，每每看似過關、能繼續存活，但病況惡化，像煞車失靈般止不住。在家庭會議中，醫療團隊分析再分析，面對醫療的極限，建議寶貝貝年輕的父母：「要不要考慮？幫寶貝貝簽放棄心肺復甦術同意書？」

「這樣子做到底對不對？」爸爸非常天人交戰：「放手、是讓寶貝貝不要再受苦，可是、會不會剝奪了他的求生意志？」

「寶貝貝還很小，可是我知道，他和我們是心意相通的，他每次病危，我們不都把他拉回來了嗎？」媽媽好傷心，怎麼割捨得下啊？寶貝貝媽媽天天早晚都到醫院佛堂祈求，每一次都聲聲求得淚流滿面。

「妳的苦，菩薩能體會。」安寧共同照護團隊接獲照會後，宗教師與團隊成員來看這個小孩與受苦的家人，宗

教師牽起寶貝貝媽媽的手，溫柔勸著：「寶貝貝雖然只來人世間八個多月，他一定也感受到父母滿滿的愛，你們每次強留他，他都知道；可是他的病痛面臨醫療極限，寶貝貝還很小，他也拖得很辛苦。小嬰兒的靈是最乾淨的，如果父母放手了，菩薩一定會把他帶到天堂去，不用再受病痛的折磨之苦。」

「做放手的決定很難，可是這個決定對寶貝貝很重要！以佛教來講，他只是來世間玩一會兒，時間到了，他就要回到天堂去的。」宗教師說得好誠懇。

「我們，能怎麼放？」寶貝貝媽媽哭到聲音嘶啞、兩眼茫然。

「你們每天來看寶貝貝的時候，就摸摸他的頭，跟他說你好可愛，你好乖，你好勇敢，其他的就不用講，因為如果一直講，你要加油、要堅持、要撐下去……這些話只是增加我們自己的不捨與執著，卻會讓他更辛苦。」

宗教師輕輕嘆口氣：「如果寶貝貝能活下來，是他跟你們的緣分；相信你們會給他信心、滿滿的愛，讓他長大。但是，畢竟長大這一路上，他要面對一次又一次的常跑醫院，這也是層層疊疊的關卡啊！」

　　「師父──」媽媽猶豫了好久：「寶貝貝是我的第一
個孩子，從他出生，身上就插很多管子，而我、從來沒機
會親手抱抱他……」媽媽哭倒在師父懷裡：「如果，寶貝
貝眞的要走，可不可以讓我，親手幫他穿上漂亮的衣服？
抱抱他，跟他說，爸爸媽媽都愛你，如果能夠，再回來當
我們的孩子啊……」

　　不到一星期，寶貝貝還是離開人間了，爸爸媽媽跟著
安寧團隊的志工一起助念，拔掉所有的管子，換上媽媽親
手穿上的粉色嬰兒服，寶貝貝整個人看起來像熟睡得很舒
服的小天使般天眞可愛。

　　寶貝貝媽媽抱著他跟爸爸說：「看寶貝貝都不再皺著
一張臉了，一定是去當小天使了。」媽媽輕柔的附在寶貝
貝耳邊交代：「你現在是沒病沒痛的快樂小天使，要記得
來再見喔！」

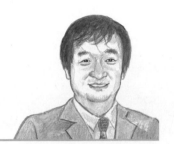

## 一 安寧心語 一

## 宗教智慧與父母的放下

　　安寧照顧的對象除了老人成人外，還包括兒童，所以兒童的生死觀，以及父母對孩子早逝的死亡接受度，都是非常重要、需要去關注的。

　　任何一個小孩因重病而往生，相信對於父母及至親都是相當痛苦的事情，也是安寧照顧常常需要面對的課題。安寧緩和醫療的照顧，除了提供症狀控制解除外，很重要的就是要顧及家屬對死亡的接受度。如果父母對死亡接受度沒有提升，他們會無法割捨、無法放下即將往生的小孩；因此常常會有過度治療，造成延長死亡過程，讓小孩備受痛苦的現象。

　　白髮人送黑髮人，喪子之痛，如果今天沒有從旁好好的幫忙，父母永遠放不下。因此，給父母支持關懷、提升

死亡接受度，是兒童末期照顧非常重要的課題。

　　安寧團隊適當的介入，更顯得非常重要，倘若小孩重病瀕死的過程，是相當順暢與善終，父母的哀傷可以降到最低；父母和家人可以帶著其他小孩，趕快重回社會生活，如果讓小孩痛苦的往生，身為父母一輩子情何以堪？

　　寶貝貝這個案的父母不捨，我們可以完全理解，但是，是要小孩子在加護病房全身插滿管子，三天兩頭大急救？還是在安寧病房，全力提升讓孩子少受苦的生活品質？其實這兩者生命期，並不會有明顯的差別。

　　現在的研究報告提到，在安寧病房接受身心得以安頓的好好照顧下，病人反而有較長的生命期。問題是怎樣讓父母了解、並能坦然面對，接受小孩的死亡，這就需是要陪伴、加上一次次的懇談……

　　我們也曾分享過一個例子，媽媽是病人，到最後腎臟衰竭，跟醫師強烈表達：「我一定要洗腎，因為我小孩子還小，看到他多長一公分是一公分。」有天修女去看她，拿著聖經唱詩歌給她聽，歌詞中說到：「上帝會照顧萬物……」修女跟這位媽媽說：「萬物上帝都會照顧了，何況是妳的小孩？請不用掛心！」這位媽媽心定了，就放下

了，不執意去做極端沒意義的治療，如果沒有修女幫忙輔導，這位媽媽怎麼會放得下？

知道往生的小孩要去佛祖那邊，知道自己的小孩有上帝照顧，就放得下，生死觀是要面對面去談的。各宗教都有祂的生死智慧，善用宗教智慧來照顧病人，布施於普羅大眾，這是宗教最難能可貴的精神。

天主教、基督教與佛教等皆投入臨終關懷。佛教教導慈悲喜捨，當自己痛苦時，想到有別人比你更痛苦，能夠同理體會和了解別人所受的苦，自己的痛便不算什麼，就可不怕面對死亡了。

宗教生死智慧，可透過安寧團隊來啟發受苦的病人及家屬，讓他們面對死亡時，更能夠超越死亡的恐懼。安寧病房有如道場，幫這些受苦的病人與家屬，渡過生死難關。病人往生了，家屬得到更深一層的生命教育，對生死有更透徹的認識，這個家庭受的苦，才有價值。

安寧團隊用絕對的愛心照顧病人，家屬也會感受到這份愛，病人過世了，家屬也會把這份愛心與感動回饋給社會，安寧照護有著社會教化的作用。如果病人往生讓家屬懷著憂恨悲憤，除了容易產生醫療糾紛之外，家屬對醫界

存著敵視，對人際相處，冷漠以對，這樣是大家最不樂見的。

　　安寧團隊照顧過的家屬，在法會，家屬聯誼會或慶生會時，很多會再來病房。這個他們待過的家，他們感受過這個團隊給予的愛，所以也願意盡力幫助社會上其他需要幫助的病人與家屬，讓愛延伸擴散。所以安寧緩和醫療，是有社會教化的意義與功能存在的。

# 妳都會愛我嗎

「媽媽，我好痛啊……我不要醫生叔叔來看我，不要護士阿姨來碰我……媽媽妳趕快救救我！」

軒軒，5 歲的一個俊秀的小男孩，罹患神經母細胞瘤，骨轉移，在兩年前曾經開刀，一年半前發現腫瘤細胞復發，而且轉移到骨頭，雖然經過第一線、第二線化療，卻還是擋不住腫瘤的增長。在最近一次化療結束後返家，又因出血點、發燒住院就醫。

原來的小兒血液腫瘤科醫師，考量到化療效果已經很有限，而強效的化療，又會讓軒軒已經有限的體力與免疫力變得更差，所以跟軒軒爸媽懇談：「把治療目標，轉向解除症狀、提升孩子所剩時間的生活品質，會對孩子比較好，要不要考慮轉安寧病房？」幾經商量，爸媽將軒軒轉到了安寧病房。

剛開始住入安寧病房時，數度劇烈的疼痛，即使頻繁的嗎啡注射和鎮靜劑，也止不了軒軒的痛。病房天天上演一個瘦弱不堪的小孩子，蜷縮著身子，四肢僵硬的掙扎，抗拒不讓人碰，一見到醫護人員，就嚎啕大哭，緊抓著媽媽不放。

安寧病房的團隊，再三抽絲剝繭仔細評估，軒軒疼痛的生理和心理因素，改變使用嗎啡的種類，慢慢的在疼痛方面得到了緩解。

小孩子很實在，軒軒痛的時候會躺在床上哀哀叫，不痛的時候，有時會一早溜進小教室，窩在熟悉的主治醫師身邊，跟他一起開晨會，或是好奇的在醫師們身邊轉來轉去，甚至要紙要筆，一本正經的擠著也要「一起開會」、塗鴉做筆記。

有天軒軒問媽媽：「死掉是什麼？」

媽媽當場舌頭打結。

「是不是跟玩躲貓貓一樣？被鬼抓到就死了？」

媽媽只能點點頭，拚命忍著眼淚不掉下來。

軒軒奇怪的看著媽媽：「換我做鬼，抓到小朋友，我又活過來了，媽媽幹嘛要哭哭？」

　　媽媽問心理師：「怎麼跟軒軒談生死這回事？」

　　心理師問了媽媽家族的宗教信仰，跟媽媽說：「不妨跟軒軒說，是阿彌陀佛接去一個叫做極樂世界的天堂，當小天使。」

　　媽媽有天小心翼翼的跟軒軒提起，沒想到軒軒一口反問回來：「我才不要，爺爺和阿嬤，你們都說是被阿彌陀佛接去，可是不管我多想找他們，他們都再也沒回家過，我才不要。」

　　安寧病房特別找比較會跟小孩互動的護理師或志工阿姨來幫忙，拿著兒童繪本，講故事給軒軒聽。故事裡面，婉約的用春夏秋冬的四季、花開花落的大自然變化、或是毛毛蟲，蛻變成美麗蝴蝶，飛到天上去的故事，試著讓軒軒了解，他的身體這麼不舒服，可能是在蛻變的過程，有一天他也會像蝴蝶一樣，自由自在快樂的飛到天上去……無形中也讓小軒軒在生命的教育裡，得到進一步的體認。當軒軒似懂非懂的偏著小腦袋瓜沉思這些故事時，媽媽好心碎。

　　當疼痛得到相當好的緩解，軒軒也體會到這種改善，讓他得到很大的安全感，願意接納醫師護士的醫療照護，

也能夠乖乖聽媽媽的話，一切看似完美……

　　難得有天傍晚，清風徐來，媽媽在志工阿姨的協助之下，推著坐上輪椅的軒軒，到安寧病房外漂亮的空中花園散步。

　　倦鳥歸巢的黃昏，啁啾聲聲，軒軒專注傾聽。

　　「媽媽！」軒軒拉起媽媽的手：「我死了以後，如果變成小鳥或小樹，或是因為以前不聽話，不要乖乖打針吃藥，被罰變成蟑螂或蚊子，妳都會愛我嗎？」

　　軒軒媽媽一把將兒子緊緊攬在懷裡，止不住淚水奔流，抽泣到全身顫抖。

　　「媽媽不要哭呀！」軒軒拉著媽媽蹲下來，小手不停幫媽媽抹掉滿臉的淚痕：「我如果能重來一遍，一定不要再做生病的小孩，害媽媽一直哭哭、害自己一直痛痛。」

　　想到前幾天，趁著軒軒睡著了，自己閃躲在走廊角落痛哭，護理長過來安慰的話：「小孩子不是小大人，小孩子意識裡，沒有死亡的概念。所以有時和小孩說話，請他再把妳所講的解釋一遍，就知道他是不是真的聽懂了妳想告訴他話中的含義。」

　　軒軒媽媽努力快速的整理好情緒，抱起軒軒坐在花臺

邊，一起眺望天邊的夕陽餘暉。

「軒，你聽媽媽說，卡通影片裡，不管是誰，打來打去，摔來摔去，爆炸來爆炸去，死了都還會活起來繼續再玩，可是在這中間，他們也是要睡覺休息，才有好體力對不對？」

軒軒認同的點點頭。

志工阿姨接著說：「軒軒現在生病了，身體常常很累，需要更多更多的休息，除了爸爸媽媽、醫師叔叔、護士阿姨幫忙照顧外，也一樣需要好好睡一大覺，睡醒了，又可以找大家一起玩。」

「睡一大覺？可是我怕做噩夢。」軒軒緊緊摟著媽媽。

「軒軒不怕！」媽媽溫柔的撫摸著兒子的背脊：「好好睡一覺的時候，有很多小天使，就像卡通影片裡的小天使，是不是都好可愛？」

軒軒笑著點點頭：「他們都會陪我一起嗎？」

媽媽和志工阿姨肯定、用力的點著頭，軒軒放心的高興起來：「媽媽，不管我睡一大覺起來變什麼，妳都一樣要愛我喔！」

「嗯、一定，我們打勾蓋章！」

看著軒軒母子好認眞、好用力的打勾蓋章，志工阿姨忍不住悄悄拭淚。

夜空再黑暗，也有月亮有星星，光芒明媚、閃閃爍爍；不也好似有希望點點，在天上、在人間！

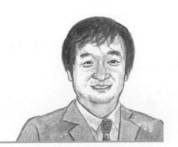

── 安寧心語 ──

## 談生論死與幽谷伴行

　　忙碌的父母，造就無數的電視兒童，從小看著卡通人物一次又一次的死去活來，戲劇張力十足，卻也強化了小小孩對死亡的認知，認為死亡是暫時的、甚至是好玩的。

　　只是他們搞不懂，親人過世的「離開」，不就是該像出門去上班上學，天黑了就該下班、放學回家，可是過世親人的離開，怎麼就找不到？回不來了？

　　如何與病人談生論死，是安寧病房最重要的工作之一，但卻似乎不太容易。照護人員的認知與經驗，家屬的不忍與阻擋，都讓談生論死變成難以突破的困境。

　　生死智慧有時不見得與年齡成正比，重要的是安寧團隊人員始終的陪伴，有如「幽谷伴行」，陪到最後一刻。無論小孩或大人，只要真誠的陪伴，他們會有勇氣面對和

談論生死的。

　　臨床上，病人到最後，大都心知肚明，知道醫療人員並非上帝，不可能再延長自己的生命，但他們只期望：「不要在這麼惶恐的時候，被拋棄！請多陪陪我，哪怕什麼都不必多説、什麼都不必多做，就在身邊陪著我就好！」所以安寧緩和醫療絕不拋棄病人，有如幽谷伴行，支持與陪伴到最後一刻。

# 十七歲的旅行

一個 17 歲的陽光男孩思明，推薦甄試上了明星高中，很喜歡打籃球，難得功課一級棒又愛運動。

可是高二開學不久，因為左大腿上的惡性骨肉瘤，合併腹膜轉移，對化學治療的反應也很不理想，逼得沒有辦法繼續念書，就只能休學待在家裡。

思明英文程度很好，他會去查醫師開給他的藥，治療哪些病症？有沒有什麼副作用？在用藥處方上，他會去跟醫護人員討論藥性或劑量等等問題。腿上與腹腔的腹膜轉移，常常讓思明疼痛不已，原來照顧的腫瘤科醫師，建議他轉到安寧病房。

從入住安寧病房開始，安寧照顧團隊評估：思明是可以在傷口感染和疼痛症狀控制穩定後，出院做居家照護，因此透過家庭會議溝通，就開始進行安寧居家照護的安

排。包括了安寧居家照護醫師、護理人員，都會定期到家裡去看思明，尤其剛開始，醫師會去評估思明的藥物使用狀況，做調整治療；護理師會定期去做護理上相關的照顧，同時給予思明家人心靈情緒方面的支持。

當末期病人透過安寧緩和醫療機制，選擇居家療護時，整個居家照護的工作，仍是由健保負擔，家人只需要支付交通費即可。通常只要身體功能虛弱到門診就醫有困難，居家護理師便會定期去病人家探訪，而且居家護理師到家訪視的費用，也是由健保負擔，病人家屬只須負擔居家護理師來回的交通費即可。

有回思明興奮的問護理師：「現在某某醫院宣稱，有一種新藥，看來是可以醫治我的病，那你們醫院也有嗎？」思明跟護理師討論了快一個小時，要離開他家時，屋外下著滂沱大雨，思明若有所思的問：「阿姨，我生病後我媽去幫我算過命，說我可以活到七十多歲，可是為什麼我現在會是這個樣子？」

護理師當下愣住了，一直在想要怎麼回答，才會貼切又不會傷到他，所以只能把問題再拋回給思明：「我想每一個活到七八十歲的人，人生路上，一定也是有很多關關

卡卡的挑戰吧？」思明沉默了。

　　從思明生病以來，其實意志力很強、很想活下去的，對未來的生涯規劃，他是有所憧憬的。父母因為個性不合，處於分居狀態，思明和媽媽住一起，媽媽是證券公司的高階主管，生活環境還算優渥，也請了一個外傭專門照顧他的飲食起居；所以他跟爸爸少有互動，看似沒有很親。

　　因為生病關係，思明吃喝的東西，都被媽媽以遵醫囑名義嚴格管制，餐餐清淡。思明會抗議，媽媽總是安撫：「病好了，愛怎麼吃，媽都不會攔你。」思明私下會跟來訪的護理師抱怨：「就是知道病很難好，才會更忍不住想吃東吃西，想多嘗嘗不一樣的口味呀！」思明還是很想和許多青少年一樣，偶爾也能吃吃喝喝「垃圾食物」。

　　居家護理師聽了思明的心聲，私下跟媽媽商量：「都到這個時候了，也許我們可以多滿足一下思明的食慾；只要他有胃口想吃、節制他不過量，淺嘗就好。生病的人，到疾病的某個程度，其實他的口慾、食慾、口感會改變，當然也不是要縱容他，吃太多不適合的食物。」

　　居家護理師也婉轉的勸思明：「媽媽為什麼會這樣要求？她是愛之深，病在兒身痛在娘心啊！除了吃的方面媽

媽管得比較嚴外，其他事，媽媽不也都盡量的滿足你的需求？」思明點頭認同，常嫌媽媽規定的食譜不好吃，可是只要媽媽能有空陪思明吃飯，她都二話不說津津有味的鼓勵思明：「很有益健康的菜色呢，我們一起享用。」

　　有一次爸爸說要來看他，思明逮到機會，在電話中就先要求爸爸：「請我吃×××，我要×號餐加單點的××××和××××！」可是沒有想到吃完後，腫瘤又痛到讓他沒辦法忍受。雖然醫療團隊覺得只是時間上的巧合，和吃這些過油膩的速食，並沒有必然的因果關係。但他的父母還是為此大吵了一架，思明也因為需要症狀控制，又住回安寧病房了。

　　17歲的孩子，在病房用筆電拚命上網查資料，然後頹喪的問主治醫師：「我這下子玩完了對吧？」看著無言以對的醫生，思明要求：「請幫我盡量不要痛，我再也不忍心看我媽媽天天都紅腫著眼睛。」

　　在醫生的幫忙下，嗎啡的劑量隨著疼痛的增加，做了調整，各種可以緩解疼痛的佐劑，如改善神經痛的藥物、局部麻醉劑、安眠鎮定劑等也適時的使用上。雖然疾病一直在進展，思明終於能不受疼痛襲擊的睡個好覺，精神狀

況、胃口也好多了。

　　一直在照顧思明的居家護理師來看他，思明流著淚問：「我只想早點解脫，可是很擔心我媽，我痛她比我更痛；我也擔心我爸，他們就只有我一個孩子，將來他們老了怎麼辦？」他從枕頭下拿出媽媽求來的平安符：「十八年後，我真的又會是一條好漢嗎？」

　　在過18歲生日的前幾天，在安寧團隊的悉心照護下，思明安詳地走了。等不到18歲的這一生，他臨走前，手上緊緊攢著那紅色小布包的平安符，雖然大家都不知道，人往生後十八年，會不會又是一條好漢？但祝福這孩子，下輩子可以有很多的十八年，好好過一生。

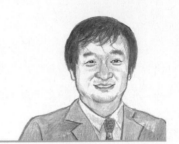

## — 安寧心語 —

## 安寧精神：熱愛生命

吾道以一貫之！意思是說，不論是小孩、青少年、成人、老人家，我們都覺得是一樣要協助面對生死大關，其實能否豁達看待生死事，常是不分年齡的。

不少八九十歲的人，也不能看破生死。反倒是有些十幾二十歲的病人，表現不怕死，不知是否是年少不知死活，覺得死亡這件事，以他們年齡來看，是遙遠有距離的。

巡房看病人時，我們都先陪伴，我多數時候是在聆聽，先聽聽他們的想法，在會談中，尋找機會點，再來談及重要的事情。

安寧病房團隊並不是強迫要挖病人的隱私，應該說，比較像是座橋梁，支持並鼓勵病人把腳踏出來，踏一步跨出來了，就有繼續溝通下去的機會。我們會等、會陪，會

用溫暖融化他的防備之心。

　　很難說十七八歲的大孩子需要什麼，也許需要的是朋友的支持、老師跟同學的肯定。時常我們透過團隊會議，知道第一步應該誰進去「開鎖」，是心理師？護理師？宗教師……

　　青少年的父母，和他們談論「如何幫助孩子順利往生」絕對是重要的事。孩子常沒有決定權，父母決定要怎麼做，就一直做下去。過去有位知名的兒童生命鬥士，在他最後死亡前，報紙刊載「絕不掉一滴眼淚、絕不吃止痛藥、絕不回家」，令人心疼，這似乎違反安寧緩和醫療的精神。

　　當然孩童如果自己認為聽父母的話，這樣的「拼」，生命有意義，那是另外一回事。近年來，社會有公益團體一直在鼓吹「生命鬥士」與「熱愛生命」，其實安寧照護也非常熱愛生命，更珍惜生命最後的每一天。

　　安寧照顧絕對不去縮短病人的生命，更反對「安樂死」！為什麼會有安樂死？就是因為末期病人沒有照顧好，病人痛苦，就會想早點結束生命。如果我們讓末期病人活得很好，病人才不會動輒想要安樂死。

# 三分之一的進進出出

　　第一次看到怡宜時，因為生病，所以體型比同齡女孩小很多，看起來很像個念國中的女生。她很健談，常笑咪咪又有才華，病房辦慶生會的時候，她也會彈琴給大家聽。

　　一個這麼年輕，就飽受胰臟癌折騰的孩子，讓人很心疼，胰臟癌，大部分都是很痛的。因為有黃疸，要做膽管往腸道引流，有時候要做神經阻斷，當年的神經阻斷器，雖說是為了要減輕疼痛，但簡直是給醫生們學習運用的。類似這些很新的治療方式，怡宜都說：「只要不再那麼痛，我都願意嘗試。」

　　怡宜愛洗澡，最喜歡泡泡浴，護士和志工一起盡量幫她，讓她能保有少到不能再少的享受。最有意思的是怡宜吃東西時，胃口全沒的人，看她吃東西，胃口都會大開，

怡宜吃的時候，很放鬆、看似每一口，都盡情在完美品嘗，看她吃東西的感覺，彷彿樣樣都是人間美味。

去年年底，怡宜有個心願：「好想去×××飯店，吃一次下午茶喔！」

那時怡宜已經不能走路，癌細胞把她擠壓到整個身體都變形，她還是一樣笑臉迎人，叫人心疼。安寧團隊出動醫護人員和志工阿姨，用輪椅推著怡宜到飯店餐廳時，怡宜半開玩笑自嘲：「我像鐘樓怪人對不對？希望別嚇到別的客人得去收驚才好。」看到從進門，不少顧客都用好奇的眼光打量著她，好在怡宜樂觀以對，自在地跟我們有說有笑，享受夢寐以求的下午茶時光。

餐廳的服務小姐很親切，她招呼怡宜像對一般客人，怡宜快樂的享受當下，身體的疼痛似乎被拋到九霄雲外；既然都已經出來了，就一心 enjoy 在美食風味上。臨走時，店長還特別彎下腰對怡宜說：「要加油喲，歡迎妳下次再來。」

即便是在病房，很少看到她皺眉頭和抱怨，因為長期入出安寧病房多年，不論是她的父母親、照顧她的醫護人員，甚至她自己，都早已熟知，每次不舒服時該用什麼止

痛藥，劑量要如何拿捏。

　　這次住院要做哪些治療，每一項大概是如何進行，醫護人員都會跟怡宜解釋得很清楚，也因此大幅減少怡宜面對不知未來的擔心。也許是怡宜清楚知道，在面對疾病的這一路上，她並不孤單，安寧團隊時時都有人會扶持陪伴她。

　　怡宜往生時是 24 歲，她爸爸很感慨：「這孩子 9 歲開始發病，最後八年在安寧病房進進出出。等於她短短一生有三分之二是在生病，最後三分之一的時間，是在安寧病房來來回回。」

　　記得怡宜第一次由安寧病房出院後，安寧居家團隊的醫師與護理師，去到她家提供居家照顧時，發現怡宜的親生媽媽多年前早逝，她爸爸剛剛娶「新」媽媽進門，在磨合期，有很多事情是沒有辦法很順心的；獨生女的怡宜自己也在努力調適、新媽媽、爸爸也在努力，畢竟難免還是會有一些摩擦的傷害發生。

　　在怡宜上國中、高中這階段，有時遇到考試，剛好就不舒服又要請假，就會被誤會在逃避考試，面對責備，她倍感委屈、抱怨又沒人能體會得來。安寧團隊在她住院時

所給予的呵護，讓她即使沒住院，也會跑來找我們訴苦，然後抱抱護理長：「謝謝阿姨，給我像媽媽一樣的感覺。」聽在耳裡，大家好心疼。

　　八年下來，怡宜在今年的七月一日往生了，她是一個奇蹟，進出安寧病房八年多的病人，是很少見的。每次進出，大家都好擔心她熬不熬得過？好在她的疾病進展較慢，而安寧團隊的照護，讓她的生命力更加旺盛，她邊生病邊念書，一樣可以考上大學。直到大三時，主治醫師好言相勸：「怡宜，如果體力真的撐不下去，就不要勉強，先休養一下再說吧！」

　　因為長年生病，怡宜沒什麼很要好的同學或朋友，她對安寧團隊的每一個人都不設防，她從不吝嗇表達她豐沛的情感，她可以很自然地告訴大家：「我很愛你們！」從怡宜身上，我們也學到很多珍貴的赤子心懷。

　　「謝謝大家幫助、照顧我這麼多年，教我關愛與包容，現在我很放心，可以把爸爸交給新媽媽，我走了，爸爸難過是一定會的，可是新媽媽會幫他走過來。」這是怡宜和護理長最後的談話。

　　雖然怡宜離開了，我們非常非常捨不得，可是怡宜不

也教了我們：有眞心誠意的關懷互動，才是眞正撫慰病人一顆脆弱容易受傷的心最好的特效良藥！

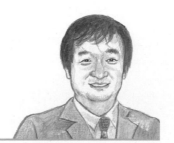

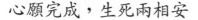

— 安寧心語 —

心願完成，生死兩相安

　　《西藏生死書》提及：能照顧末期病人是醫療人員也是一般民眾最大的功德。安寧緩和醫療每天夜以繼日的控制病人末期症狀，追求高品質身心靈照護，更積極完成病人的心願，追求生死兩相安的善終。

　　也有人好奇：安寧病房對於病人最後願望的達成，關於費用從哪裡來？病人所有的心願，我們都會去評估可行不可行？而經費的問題，志工團體或癌末基金有時候會有一些捐款，「喜願協會」也很幫忙，只要有病人心願需求是可行的，大家都樂於尋求資源。這個社會在這一方面仍是溫暖的。

　　幫忙心願達成的工作，不一定要由醫師去做，不管志工與護理師、甚至宗教師，他們都熱情參與。所以我們病

房的護理師等同仁，常常是主動加班照護病人，已經把病人當好朋友相待。

　　病人的心願，病人的家屬不一定知道，即便是知道了也不一定會提，多半是不好意思麻煩大家。常是我們在照顧的過程當中，團隊同仁去發現、並主動幫忙去圓夢比較多。圓夢的過程常會發現許多人很樂意幫忙，並伸出溫暖的手協助，令人感動。病人圓夢後常有此生無憾的感覺，家屬也感到很大欣慰，對生死兩相安很有幫助。

# 家人在哪裡，家就在哪裡

　　黃太太害怕的抓著來探病的小姑：「從急診推出來的時候，他已經被插管了，眼睛瞪得大大地看著我，對我比出死翹翹的手勢。」

　　「難道說我哥對大家隱瞞了些什麼嗎？他不是一向健壯得像頭牛似的嗎？他最近又忙到像工作狂發病了嗎？」

　　那天風和日麗，黃董全家人高高興興上山賞花兼打牙祭，黃董突然在山上嘔吐大量鮮血，在大家協助下，趕緊將他送醫急診；在緊急處理後，立刻將黃董轉入加護病房觀察。

　　主治醫師告訴黃太太：「黃董原本就是長年的 B 型肝炎帶原者，而且合併有嚴重的肝硬化，導致食道靜脈曲張以及靜脈瘤。之前由於肝硬化還沒那麼嚴重，所以沒什麼症狀，可是目前的檢查發現，由於肝硬化太厲害，肝功能

隨時會衰竭，併發腹水與凝血功能異常，食道靜脈曲張以及靜脈瘤的部分，也還有很大的機會，再出血！」

「一般這樣的情況，我們會建議考慮做肝臟移植，但是這次的超音波檢查，發現在肝臟裡有兩顆分別爲 5 公分及 3 公分的腫瘤，配合肝癌指數升高的情形，研判他同時合併有肝癌。肝功能因爲肝硬化的緣故，已經太差了，並不建議做開刀、栓塞、化療、或標靶等治療。」主治醫師的話，字字宛如霹靂。

在加護病房住了兩天以後，黃董漸漸恢復，轉換到普通病房。黃董第一句說的話，是要求太太：「插管眞的好痛苦！如果再有萬一，可不可以讓我就這樣走，不要再插管？」

黃董愛家的好男人形象，向來讓親友豎起大姆指誇讚。雖然事發後短短兩天的時間，便離開加護病房，還是很難讓家人從極度驚嚇中平復衝擊，感覺黃董隨時都可能會再突然發病、措手不及的離開。

考慮到黃董不想插管的心願，加上黃董的肝功能越來越差，出現了進一步肝衰竭的徵象：人越來越黃、腳越來越腫、肚子也因爲腹水而脹得越來越大。加護病房的醫師

爲了黃董的生活品質著想，提出了「入住安寧病房」的建議。經過家族討論，決定安排黃董轉進安寧病房。

黃董初來到安寧病房，面容憔悴、唇無血色，神情十分虛弱地躺在病床上，一旁的太太則眉頭深鎖地陪著他。黃董對親友的探視，只能以點頭表達感謝之意。太太在一旁難過的補充：「他大量吐血後很虛弱，沒有力氣說話，還好這裡的醫師，都能夠好好地跟我們討論治療的方式，讓他聽懂就比較不會煩躁，幫他把症狀控制好，他就定心多了。」

負責照顧黃董的主治醫師，每次到病房來，總是拉張椅子，邀請黃董的家人坐下來，細細解釋病情的變化。也願意花時間去了解這一家人，聽聽他們的疑惑，耐心的幫忙解答問題。

一天傍晚，黃董的兩個女兒結伴到護理站找主治醫師，念國中小女兒問醫師：「爸在我們心中，一直是強壯威猛、勇敢不怕困難、打不倒的巨人，而不是像這樣，突然吐血、然後一天天的接近死亡，太可怕了，我完全無法接受！」

黃董大女兒關心的是：「看我爸現在這樣，我們該怎

麼幫助爸爸？讓他少受苦？他胃口越來越差，要不要多打些什麼營養針來補充體力？」

主治醫師悉心講解接下來醫療團隊照顧的方向與策略：包括腹脹與疼痛如何控制？如果症狀控制得宜，黃董不但不會那麼急躁，還可以降低大出血的機率。主治醫師強調：「在安寧病房會給予適當的水分，但是如果給過多的營養，恐怕腫瘤細胞會吸收得比較快，對妳們爸爸的病情並沒有幫助。如果萬一碰上爸爸需要輸血時，我們也會評估他的需求，適當的給予。」

黃董一家人，太太每天大清早準時報到，帶著精心幫病人準備的食物或用品來陪伴；小兒子則是上研究所之外的所有時間，都留在病房照顧爸爸，原本學理工的他，發揮做實驗的精神，將醫師、護理師所交代的每件事情逐一登錄在筆電上：爸爸今天吃多少、喝多少、排尿多少、吃了什麼藥之後的反應如何……隨時準備好要與醫師、護理師討論如何處理黃董的不舒服反應。

黃董的大兒子常駐日本，掌管當地分公司，只要有空檔，他隨時都會飛回來探視爸爸，並且把搜集到的國外相關疾病資訊和醫生討論。醫護人員誇讚他的用心，他正經

的表示：「現在飛機來來回回很方便，只要能多陪陪爸爸，做什麼都一點都不麻煩！」

在安寧團隊的悉心照顧下，黃董暫時沒再出血，於是團隊鼓勵讓黃董可以回家一段時間，不但黃董可以充分享有家的溫暖，也更有餘裕時間，去交代安排一些重要的事情。兩個禮拜後，黃董的症狀越來越難控制，時常腹脹難耐，因此經由居家護理師的安排，黃董不必經過急診，直接再次入住安寧病房。

第二次住院時，家人和醫療團隊充分合作、細心照料，只是黃董身體越來越虛弱，漸漸連下床這麼簡單的事，對黃董來說都變得困難，更多生活瑣事，需要家人隨時在側的協助。黃董對這樣的自己覺得很絕望，幾次要求醫生：「有沒有什麼特效藥？多貴自費都沒關係；或者是，有可以讓我早點解脫的辦法？只能這樣躺著什麼都不能做，拖下去也沒有意義……求生求死都不行，太痛苦了！」

盡管黃太太和兒女盡心盡力的在一旁照顧陪伴，可是天天吵著要早日解脫的黃董，讓大家都很頭痛，商量後，醫療團隊問了黃家的宗教信仰，建議黃太太讓病房的宗教

師來和黃董談談。

「黃董，你不是一直隨身備有私房特效藥嗎？」宗教師一來就笑咪咪的問，黃董反倒是給問傻了。

「你看，你的家人都在你身邊支持著你，好像特效藥隨身攜帶，他們多愛你呀！」

黃董一愣，望著站在一旁的太太，一掃先前的憂鬱，很不好意思微微一笑：「嗯，多虧了老婆擔待，辛苦妳了！」。原本愁眉苦臉的黃太太，跟著一起露出好久不見的笑容。

「腹脹、疼痛這些症狀不只讓你身體上難受，心情也會跟著難過起來──」宗教師話還沒說完，黃董就猛點頭。黃太太在旁喃喃低語：「看著他這麼不舒服，我們也好心疼，不知道還能再爲他多做些什麼？」

黃董發洩般抱怨腹脹、暈吐時的痛苦：「在商場上，雖然說不上數一數二，可我也還算得上是叱咤風雲的角色之一，這一病，自我價值感喪失、沮喪又挫敗，我怎麼會這麼不堪一擊的節節敗退？」

黃太太溫柔的握住老公的手，黃董深情相視：「還好有家人陪伴，謝謝妳幫我一起撐下來……」黃董眼眶一

紅，哽咽了起來。

　　為轉移哀傷氣氛，宗教師邊對黃太太使眼色，邊說：
「黃董，這兩天你沒下床活動，讓我們來幫你抓龍，按摩
一下。」黃太太心領神會的立刻加入行列。太太對黃董
說：「這樣力道可以嗎？」

　　「很好、很好。」黃董頻點頭。

　　「那等一下小費可不能少喲！」黃太太一說完，三人
一起笑了出來。

　　「其實只要你笑，就好了，我們都喜歡看你笑、聽你
笑聲。」黃太太拍拍老公臉頰。

　　黃董點點頭：「我知道，你們大家所付出的一點一滴，
都是真心真意在疼惜我，我很感動、真的也很珍惜。」放
下沮喪、焦躁的情緒，黃董按摩完，靜靜地睡著了。

　　在那之後，家人在病房內布置鮮花、擺放全家福相
片，為黃董營造舒適環境，每天還有至少兩次以上的精油
按摩，讓黃董就像是在度假飯店一般放鬆與享受，從他病
房傳出的笑聲，很難讓人相信是出自安寧病房。

　　醫護人員走進病房，總能看到家人無微不至的在一旁
照顧陪伴，家人對黃董常開玩笑的問：「報告董仔，還有

什麼能為你服務的？」黃董也會頑皮的回答：「嗯，看你有什麼新創意表現嘍！」

　　有天醫療團隊試探性的問黃董：「最後會希望在醫院？還是回家走？」

　　黃董安心滿意地回說：「家人在哪裡，家，就在哪裡……」

　　是呀，「家人在哪裡，家，就在哪裡！」好有哲理的一句話！

## 營養針，愛之適足以害之

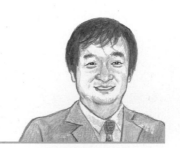

　　很多末期病人的家屬，看病人體力越來越虛弱，怕抵抗力不足，常會主動追問醫師：「要不要多打些營養針？」

　　如果病人能夠經口進食，我們都要鼓勵，因為那是他自然的現象；如果經過鼻子灌食、或者經血管施打營養，就要經過利弊得失的仔細評估。

　　癌症末期時，因為腫瘤細胞已經主導身體的代謝，所以這個時候，如果給太多不是自然進食的人工營養，包括鼻胃管的灌食、靜脈給予的胺基酸、白蛋白等等的營養，其實是養到癌症細胞比較多，所以對病情或體力改善往往沒有幫助。

　　如果病人可自然進食，就鼓勵進食，可選取病人喜歡的食物。如果考慮要用鼻胃管或打營養針，這時就需評估

病人的狀況？最重要就是要跟家屬坐下來談，分析利弊得失，家屬才能了解而接受。

家庭會議在安寧病房的照顧過程相當重要。住進病房時當然要召開，發現有些事情要溝通則再開。安寧緩和醫療照顧過程，常常要溝通，即便不是和病人家屬，安寧團隊本身每日也都需開小組會議，追蹤討論病人的病情變化，並做適當的醫療決策。

安寧病房應有溫暖與和緩的氣氛，為了讓虛弱病人能了解，團隊成員講話也放慢，盡可能讓病人聽得懂我們要表達的意思。安寧病房的氣氛，基本上不會像加護病房甚至一般病房講話那麼急那麼快。

以肝硬化或肝癌末期病人為例，如文中的黃董，症狀控制能處理好，給予情緒支持，他便不急躁；因為這類病人，若急躁時，將更容易發生靜脈曲張的破裂而大出血。

當病人身心舒服，加上沒有過多輸液的壓力，就比較不會造成靜脈曲張破裂而大出血，臨床上的觀察可減少因大出血而死亡的比率，可多享受與家人相處的時光，同時不會因打針的考量，而影響居家療護的機會。

第四章

# 人生的來自來去自去

走過青山綠水，白草紅葉黃花之後

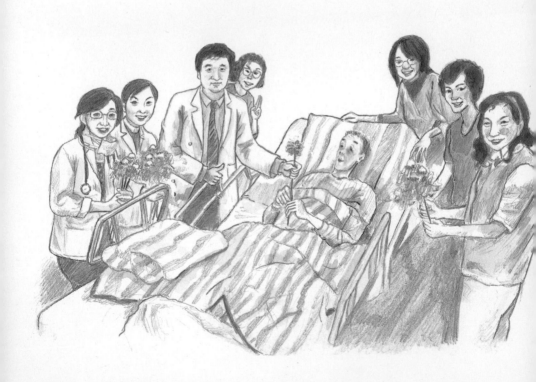

# 搭上線

　　雖然往生的，只是同病房兩天的隔壁床病人，他的床位圍簾也沒拉開過，當然壓根兒也沒見過他的長相，可是他臨終前一天開始的喉鳴與哮喘聲，還是讓羅阿伯嚇得不肯再進病房。

　　年近七十的羅阿伯，罹患舌癌，在兩年內即併發肝硬化，去年中舌癌復發時，主治醫師已委婉告知家屬：「沒辦法再為病人做治癒性治療，建議隨後開始看緩和醫療門診。」

　　今年九月因腫瘤出血、解黑便、發燒等問題，再度住院治療，羅阿伯一再要求主治醫師：「能再試試緩和性放射療法嗎？我想減輕右唇頰腫脹的痛苦。」腫瘤科醫師整體評估後，仍決定緩和性放射療法，對癌症病程至此的羅阿伯來說，已無法緩減腫瘤壓迫的腫脹問題。因此再次建

議他：「要不要考慮轉進安寧病房？那邊的醫療團隊會給予目前狀況，比較實質的幫忙與照顧？」

　　人即使進了安寧病房，羅阿伯對初見面的醫護人員十分不友善：「要不是被腫瘤病房那邊，同房病人的往生嚇到，說什麼我也不會來這邊等死。」羅阿伯脾氣不好、急躁、想做什麼就做什麼，不僅對太太很兇，對生活態度也有很主觀的自我堅持。

　　由於在腫瘤科病房時，聽病友說了一些負面刻板印象，比如：安寧病房就是打嗎啡讓病人一直睡、安寧病房不會積極給病人補充點滴和營養針、來安寧病房的病人都很快就不行了……讓羅阿伯對安寧團隊一開始也充滿排斥。

　　進安寧病房第一次大出血時，明明羅阿伯自己很緊張焦慮，還硬撐著說：「生死乃是很自在的事，我沒在怕的啦！」好在安寧病房處置穩當，不但住院醫師很快趕來協助加壓止血、看到醫護人員的態度從容，也讓他暗自輕鬆不少，安寧病房也順利的在羅阿伯心中度過了第一個考驗。

　　住院兩週症狀控制穩定，暫時沒有再出血、臉頰旁的

腫瘤也沒有感染的徵象，主治醫師讓羅阿伯出院。因為離照顧的醫院在三十分鐘車程以內，因此也安排接受了原治療團隊的安寧居家療護；如果病人居家距離醫院比較遠，原來的安寧團隊會協助尋找，並照會較近醫院的安寧居家團隊，去幫忙做居家照顧。

回家後，羅阿伯聽信親朋好友勸說：「××食療法有益於控制癌症，不要吃太多西藥，才不會被傷到肝。」羅阿伯於是自行停藥，包括最重要的口服嗎啡類止痛劑。停藥期間，有時顯而易見的看羅阿伯拚命在忍痛，還故作表態：「大男人死都不怕了，哪會怕痛？」

居家療護期間，依家屬與病人需要，安排了兩次家訪。居家護理師會注意家裡的環境，會不會有造成跌倒的危險？會確認照顧的設備是否足夠？更會主動關心羅太太在照顧上，是不是有技巧與情緒上的困難？同時護理師察覺羅阿伯有明顯的情緒低落、害怕面對死亡。

羅太太私下透露：「在腫瘤病房時，那次鄰床病人往生的陰影，一直讓老公揮之不去。」所以羅阿伯再也不肯住院「去等死」。即使很不舒服，感到實在受不了，會央求家人：「帶我去診所打點滴。」若真疼痛難耐，會用頭

頻頻去撞牆，家人為他心疼外，也無能為力解決他固執不
就醫的問題。

　　當羅阿伯第三次親眼見到居家護理師，真的能一再來
家裡訪視病人，當下激動到哭了出來，右手一直比著會死
翹翹的手勢，哭到無法說話。羅太太在一旁陪著掉淚，不
知道要如何安慰先生。

　　「只想單純的求生，卻無法再做任何的治療來挽回，
很氣餒又很傷心？」護理師拍著阿伯的肩，問得體恤。

　　羅阿伯點點頭，以氣若遊絲的嗚咽回應，因舌癌造成
阿伯的構音困難，加上哭泣後的悲鳴，讓人倍感人生的無
奈，阿伯哭了好久，一直到哭累了才沉沉睡去。

　　隔兩週後的再次訪視，居家護理師慢慢傳遞同質性的
口腔癌病友們，歷經末期的病程與漸進失能的調適等等分
享，羅阿伯似乎也能了然於心，在口語、手寫並用的溝通
會談過程中，感覺他逐漸看開了。

　　透過居家護理師的悉心照護與溝通，羅阿伯卸下心
防，更了解安寧團隊可提供給他的末期照護。在探訪時，
羅阿伯主動寫字條給居家護理師：「臨終時，希望能在醫
院安寧病房，讓醫護人員幫助下，減少痛苦的離開。」

　　安寧團隊與病人溝通是否能「搭上線」，有時可以善加創造機會，有時得要把握機會，就像在居家療護期間，「家」是病人最自在與放鬆的地方，往往也是居家療護能夠更「貼近」病人與「懂」病人，而可善加運用的好機會。

　　以安寧居家療護來說，安寧團隊盡量以授權的方式，教導病人及家屬照顧的技巧，並藉由頻繁的訪視與電話溝通，給予其在家照顧的信心。讓病人最後一段生命歷程，能有比較多的時間，在自己熟悉的家中；而不是動不動就得跑急診或住院，藉此讓最後這一程能比較自然，也擁有比較好的生活品質。

　　醫病之間，安寧團隊的每一位成員，大都能以自然流露的關懷、適時的擁抱與同理心，讓病人封鎖的心緩緩打開，抒發積壓的複雜情緒；更重要的是，安寧團隊成員不但照護病人，同時也安撫了家屬的焦慮不安。

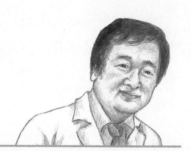

**— 安寧心語 —**

## 安寧團隊，全力預防
## 病人受苦

　　站在安寧緩和醫療的立場，尊重親朋好友雜七雜八的關切，也很重要。我們生活在這個社會文化之中，沒法全然阻絕這些「好意」。

　　安寧緩和醫療團隊，永遠都是病人的避風港！病人聽了沒有實證醫學的「善意」，繞了一圈再回來求診，安寧團隊還是接受、關懷，並盡所能幫忙照顧。

　　安寧緩和醫療團隊，永遠陪著病人到最後一刻！這中間，病人要跑、要跳、要衝撞，我們祝福你、關心你，同時不厭其煩的溝通與開家庭會議。

　　有時開家庭會議，我們常會建議病人或家屬：「你把那些關心的親友請來開會嘛，慢慢來跟他們溝通，看真的有這種起死回生的例子嗎？那個被醫到好的人現在哪裡？

或者也是只聽別人說說而已？」

　　往往談到後來，這些親友才透露出：因爲彼此之間的關愛，不曉得該如何表達，只好開始去病急亂求醫的東問西問，其實他們也找得很辛苦、甚至受騙上當、花了大筆大筆的冤枉錢。

　　有位高中老師的朋友罹患癌症，他深覺痛苦的是：家人一直要他吃偏方，吃了卻吐到不行，卻仍被「以愛爲名」，一直連勸帶逼的要他吃。這種幾近愛之適足以害之的觀念，需要引導開釋。

　　因爲家人與親友也不曉得怎麼樣來表達對病人的關愛，只能聽說有什麼仙丹妙藥不錯，再昂貴也買來給病人吃。安寧團隊尊重家人的愛。這種愛，該怎麼適度的表現，在末期照護眞的很重要！

　　安寧緩和醫療雖是尊重病人，但絕對不是被動而是主動，並有預防受苦的理念，也就是預防醫學。不要等到事情發生，病人受盡痛苦才用藥，我們要預防病人症狀或各種痛苦的發生。

　　安寧照護也重視生死教育，安寧緩和醫療的正確觀念，要盡可能的推廣到社會，讓更多民眾眞正了解，請別

再把「安寧緩和醫療」和「等死」綁在一起，這太背道而馳了。

# 體溫

自從丈夫過世後，淑珍開始有憂鬱症，兩年多來一直走不出去，有找醫生看診，該吃的抗憂鬱藥物與鎮靜劑，也遵醫囑，兒女都盯著她吃，但是淑珍依舊老把自己關在房間裡。

淑珍常會衝出房間：「你爸不是回來找我了嗎？人咧？」然後在屋裡開門關門，到處找人。剛開始兒女飽受驚嚇，一而再的發生，只好帶著媽媽看心理醫師，在循循善誘下，找到了問題的癥結。

淑珍話沒開始說就先淚流滿面：「兩年多前，我先生癌末住院，在一般病房，我已經一個禮拜拜沒回家過，身心俱疲，在兒女堅持請看護幫忙下，我抽空回家，想好好睡一覺。才躺上床沒幾分鐘，醫院來電通知，說我先生突然病情急轉直下，要我趕快回醫院。」

「等我和分頭趕來的兒女奔進病房，生命跡象偵測器已經被撤除，醫師說，我先生二十分鐘前，已過世了。」淑珍哭到崩潰，一拳拳使勁的搥打著自己：「竟然挑了沒有半個親人在身邊的時候往生？」

當天，由兒子主導幫父親換衣服、並將遺體移回家中，進行後事安排。沒想到，移回家後數小時，淑珍不捨的撫摸著先生的臉龐，發現仍有餘溫。

淑珍驚嚇壞了：「我並沒有親眼看到心電圖變一直線、他走的時候沒有一個親人在身邊，難道只是一時間的休克？沒被發現？沒救回來？還是家人包裹大體時疏忽了，才悶死他的？為什麼人都往生了數小時之後，仍有溫度？」淑珍時時被自責、愧疚、極度的不解日夜逼迫著：「我真的是累壞了，我只不過就離開那一下下，怎麼會這樣？怎麼會發生這種事……」

「休克，不可能等於死亡。」心理醫師解釋：「休克是因為血液的滋潤灌流不足，無法供應到腦部，就是常見的昏倒；或者是碰上出血太多；或是被電擊到心臟停止，血液打不上去；或是被毒蛇咬傷，毒液引起全身血管擴張，血液回不來，滋潤不了器官。驚嚇引起的休克，也許

是神經性的反應，嚇到引起心肌梗塞也是有可能的。」

　　心理醫師誠懇的告訴淑珍：「醫生不可能把休克判讀成死亡，他一定會觀察，且會配合很多癌症末期的現象。醫師判定死亡，一定會經過嚴謹的評估。」

　　半信半疑的淑珍，輾轉找到我，一再追問：「到底是怎麼回事？」這個心結快把她逼瘋了。以一個安寧照護醫師來說，我也只能安慰她：「其實很多人是這樣子，尤其是善終的時候，當人過世時，身體的細胞還在慢慢的代謝、慢慢的分解，所以還有熱量的產生，需要慢慢散溫出來，隨著細胞分解結束體溫才慢慢下降，然後才逐漸冷掉。就好比像機器一關掉，熱也不會馬上散去一樣。」

　　淑珍總算點頭認同。

　　西醫一般是用「多重器官衰竭」來解釋死亡過程；死亡只是身體器官真的撐不下去了，心肺功能停止了。或者從佛教觀點來說，就是靈魂離開軀體，可是你的身體，還可能在繼續分解。靈魂出去還算活著嗎？應該不算了吧？

　　我有個親人要過世的時候，旁邊有人比較敏感，自稱陰陽眼能看見，就跟大家說：「來轎子接走了。」當下家屬就覺得心安，果然他的心電圖也一直線的平了。

　　用佛教觀點來看，人在瀕死有五大分解，地、水、火、風、空，在靈魂出去後，身體還是再繼續分解，所以還可能有溫度，關掉機器都還會有餘熱的緩衝，何況人體那麼複雜，細胞慢慢分散，慢慢平息，總要有時間，所以到八九個小時是有可能的。臨床上很多是助念八小時以後，看著病人更安詳的臉孔，發現他的溫度還溫著。臉是平和的，肢體是放鬆的，安詳往生的人，才會放鬆，自然分解無所罣礙。

　　臨床上看到，病人往生後助念幾小時，發現身體還有餘溫，你能說他還是活著的嗎？為什麼一定要有人死非得馬上冷冰冰的想法？冰冷是一段時間以後才會逐漸冰冷，當時不是的。在安寧病房往生的病人，大部分都有助念幾個小時，很多廟宇有助念團會幫忙，他們都把這當作好事情。

　　以實務來看，當家屬哀傷念佛時，會有宗教師來做哀傷輔導，治療家屬。佛教認為靈魂比軀體重要，這期往生是接著下一期的生命，為什麼強調最後要安詳？如果很痛苦的銜接，那可能不利下一期的生命。倘若病人在痛苦中往生，他要怎麼把持正念？安寧照護就是可以讓病人將痛

苦減到最低，心存正念、走得安詳，讓下一期的生命，更
好！

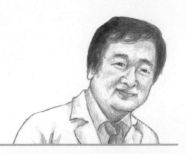

― 安寧心語 ―

## 器官衰竭與四大分解

人的瀕死過程，可以佛教所提的「五大分解」來解釋，人瀕死過程，是這樣在分解的：

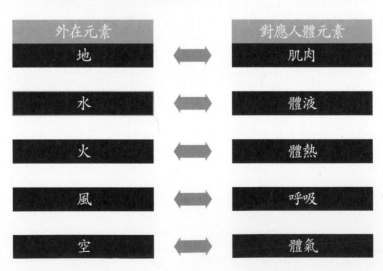

| 外在元素 | | 對應人體元素 |
|---|---|---|
| 地 | ⟺ | 肌肉 |
| 水 | ⟺ | 體液 |
| 火 | ⟺ | 體熱 |
| 風 | ⟺ | 呼吸 |
| 空 | ⟺ | 體氣 |

　　而一般我們常聽說的「四大分解」，指的是組成人類肉體的四大元素：

　　地：骨、肉、筋絡、皮膚、指爪、毛髮等。

　　水：血液、涕唾、汗液、眼淚、舌津、精髓、便尿等。

　　風：消化、循環、新陳代謝等的運作。

　　火：體溫、能量等。

　　「地」是礦物質，「水」是液體，「火」是熱量、體能，「風」是呼吸、循環系統。這四個因子相互影響、互相作用，少了一樣，生命的現象就不完整。

　　臨床上，不同元素的分解，會有不同的身體症狀與徵象，有的病人地分解較明顯，惡病質則較明顯，有些病人著重風分解，呼吸困難則較明顯等。

　　如能在瀕死過程以謙卑、自然的心情，來照護病人並向家屬解釋，家屬才不會太擔心害怕。如此醫療團隊才不會進行無效醫療措施，病人可以更善終。病人善終，家屬的哀傷自然可減至最低。

# 油桐花開

徐致廷，一個冷漠又有些孩子氣的年輕人，看醫護人員的眼神，有時像在挑釁：

「你們還能有什麼辦法？」

「是我在痛又不是你痛！」

「你們光嘴巴講講，怎麼會了解我有多難受？」

有時激動捶牆，似有滿腔憤恨在發洩；有時喪氣的言語，又讓醫護人員於心不忍：

「我也不知道現在這樣，除了等死之外，還能怎麼辦？」

「我的人生，分明就像一場悲劇！」

「別管我、放棄我算了吧！」

他進病房後，最常做的事，是自顧自的咬著冰塊吃，對誰都不理不睬。

　　原本明年初要結婚的他，開春後歡歡喜喜提親了，訂了婚。二十八歲不到，房子買了，工作穩定了，嬌妻有了……人生的圓滿將一樣樣達成，三月一次腹痛到直不起身，到醫院檢查，青天霹靂的報告出來：大腸癌！

　　一連串的治療過程，剛開始，大家都告訴他：「你還年輕，好好的面對治療，沒問題的。」然而一次一次的忍耐，卻換來一次一次的打擊，盡管母親及未婚妻一路陪他，為他加油。四月底，與未婚妻在一次很口不擇言的嚴重爭吵後，分手了。徐致廷再也沒笑過，不管家人和醫護人員怎麼安撫他，他整個人盪到谷底，拒絕任何的治療。

　　「讓他去安寧病房試試好嗎，安寧團隊身心靈的全人照顧模式，或許能幫上妳的忙。」護理長跟徐媽媽建議。

　　短短三個月不到，不到六十歲的徐媽媽急到頭髮全白，對一心消極求死的兒子束手無策，聽護理長這麼一說，便作主把兒子轉到安寧病房。

　　在安寧病房，徐致廷碰到了同年、同月生的住院醫師，同樣選定在明年春暖花開時結婚、同樣是爸媽唯一的兒子。一個是住院醫師，一個是行將就木的病人，在油桐花開時節相遇了。

　　年輕的住院醫師，面對跟自己有如此多巧合的徐致廷，非常同情，很想能為他多做些什麼，卻又有深深的挫折感。徐致廷看著與自己年紀一般的住院醫師，覺得造化弄人，有說不出的諷刺，身陷絕境的自己，怎麼會擺脫不掉命運多舛的追殺？

　　住院醫師投身幫致廷解套，自己也在在對致廷展現「交定你這朋友」的誠意。盡管只是萍水相逢，年輕的住院醫師做了很多功課，再翻出課本和實習筆記，查文獻資料外，努力學習如何照顧末期臨終的病人、從症狀控制的藥物拿捏到營養的掌控，他詢問了多位資深的主治醫師與總醫師，讓安寧團隊很感動。

　　安寧團隊的心理師或宗教師每次前來時，總是拉張椅子坐在床邊，讓徐致廷不會有時間上的壓迫感，只要他想說、願意說，盡可能讓他暢所欲言。每當從談話中抓到的一些重點，安寧團隊成員也會彼此溝通討論，一起思考如何幫致廷解開心裡的結。

　　徐致廷終於願意敞開心房，和年輕的住院醫師一談：

　　「我不僅擔心、根本是害怕，害怕父母老來無人奉養，我是他們這輩子的寄託，卻讓他們白髮人送黑髮人

……」

「老天爺怎麼可以這樣惡搞我？要用病整我 OK 呀，可是爲什麼一點會好的機會都不給我？」

「我心早已經死了，可是父母和醫師似乎還不明白，都不放手……對於最後一死，我只害怕、會活活痛苦而死……」

原來──在父母常掛嘴邊的：「致廷，你要加油、只管好好休養，不要想太多！」

原來──在致廷老開口要求的：「我要吃冰塊。」背後，還有好多的疼惜、抱歉、不捨與害怕。

年輕的住院醫師鼓勵致廷爸媽一起面對躲不掉的往生問題，坦然幫致廷放下心中最大的石頭，徐媽媽哭了又哭的整理自己的情緒，在一天晴朗的午後，她平靜的踏進病房。

「你放心，爸媽會把自己照顧好，也不會、讓你太辛苦……」徐媽媽緊緊摟著兒子：「讓我們快快樂樂的在一起過每一天，母子連心，你要說的，爸媽都懂、都了解的。」

年輕住院醫師，依照致廷與家人的心願，讓他活著的

時候盡量減輕痛苦，而且拍著胸脯保證：「走的時候，你鐵定整齊帥氣，還可以穿著你心愛的 Nike 限量款籃球鞋。」

為了這個承諾，年輕住院醫師在師長們的傾囊相授下，學會了在生命末期時，不要過度給予靜脈點滴以免全身水腫；不必為了末期階段出現的生理變化，而不斷給予抽血；不必迴避或閃躲病人的任何問題，也不必給予敷衍或虛幻的保證。年輕住院醫師一心希望可以幫助致廷，這位來日無多的朋友，走完辛苦的路途。

油桐花謝了，年輕住院醫師將前往另一個科別的病房。

臨走前一天，致廷一直在昏睡中。下班前，夜好深，年輕的住院醫師坐在致廷床邊，輕聲告別：「你是一個很勇敢的人！謝謝你在這段期間，對我的信任，照顧你的過程，對我來說，是很可貴的經驗，對未來行醫之路，有重大的意義。明天要換單位了，先來跟你說再見，希望你能繼續保持身心的穩定，未來，雖然無法在身邊照顧你，但對你的祝福不會就此結束；致廷，謝謝你！」

第二天，致廷在疾病自然進展下，平靜的走了。

　　這—年的五月，兩個同年同月生的年輕人，相遇相
惜，卻又很快的、各自踏上自己的旅途……

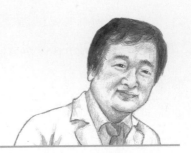

── 安寧心語 ──

## 真愛，就是給他最好的末期照顧

　　照顧末期病人，是以「病人為師」、以「病人為主角」來照顧，一直不斷學習成長。

　　年輕的住院醫師在成熟的安寧緩和醫療團隊裡，藉著用心照顧病人，不斷在團隊討論中，讓他的安寧照護能力得以扎實，一如這位年輕的醫師所說：「是很可貴的經驗，對未來行醫之路，有重大的意義。」

　　安寧團隊的照護，強調跨專業領域的合作，依照病人身心靈的個別需求，提供各種整體性的照護。安寧緩和醫療專業上，對任何一個病人的治療，都會經過倫理的決策，依照病人當前的身體狀況，分析將要進行治療之利弊得失，對病人適當的才會給予。

　　應該給的，就要全力以赴的治療，包括最常見的使用

嗎啡在疼痛與呼吸困難控制等。反過來，如果不應該給的，也要有勇氣跟家屬溝通，比如說不給不必要的人工營養，不必要的檢查措施；比如對病情沒幫助的電腦斷層掃描，甚至驗血。

近代的醫療訓練下，進入瀕死階段病人，負責醫師大都還抱著電腦看數據變化，不太會到病人床邊，握著瀕死病人的手，支持他、幫助他不害怕，同時也撫慰陪伴無助的家屬。

安寧病房的年輕醫師受訓時，被要求要能坐在末期病人旁邊，除了討論治療策略外，也要和病人談生論死，談心願。藉著這樣真正了解病人的各項需求，才能尊重病人的自主性，提供病人所需要的照顧。

臨床上，很少有醫師會陪伴病人的瀕死過程，尤其當病人簽了不實施心肺復甦術（DNR）以後，醫師理所當然會認為：「病人又不插管，幹嘛去？等病人往生，再去宣布死亡即可。」除非那個醫師很另類，不然在病人瀕死過程，是不太會陪伴病人過世，尤其簽DNR簽了之後，似乎已沒醫療上的事了。

反之，如果病人沒簽DNR，插了管就往加護病房

送，病人或家屬後續要面對的種種問題，原醫療團隊鮮少觸及，更別提後續的臨終關懷與悲傷輔導。因此住院醫師一般是沒有機會，好好學習照顧末期病人，症狀的控制等等，不太有經驗，更難去握著病人的手陪伴與安慰家屬了。

安寧緩和醫療專業的照顧，很著重團隊合作。同仁們會做「該做的事」，更有勇氣不做「不該做的事」。先進國家的安寧護理師，很有獨立運作能力，我們病房的護理師常與醫師在專業上有所「爭辯」，有時年輕醫師還真不習慣。

病人有需要時，其他科別的專業同仁也會挺身而出。成熟的團隊運作可使病人更善終，家屬哀慟感減到最低，醫療同仁會心安理得，對照顧末期病人，也很能有坦蕩蕩的成就感。

# 這樣的人生，你們能理解嗎

　　「每天夜裡，有好多事情發生；好多的夢境、好多的
情節，好多的聲色光影，一切都是那麼栩栩如生，以為這
就是真實的了。天亮以後，白天回到現實的世界，感覺一
切又是那麼活生生的，晚上的經歷，像夢幻般飄搖。」

　　56 歲，該算是人生風華還鼎盛的年紀，身為大學教
授的蕭女士，數日前曾一度瀕臨死亡，搶救回來後，最近
意識狀況不是很好，但她極盡所能逼自己維持清醒，可是
變得常會逢人就問：「白天過去，夜晚來臨，白天的一切
又變得很不真實。每天每天，白天、夜晚、光明、黑暗一
直一直交錯，我感覺我被騙了，越來越不知道，什麼才是
真實的？」在照顧過程中，蕭教授不自主的表現出自病人
在面對生死關頭，靈性上的困惑與無助。

　　同在這一間病房的病人綾子，37 歲、結婚五年，與

先生兩人都是碩士畢業，擁有令人稱羨的工作，三個月前因久咳不癒到醫院檢查，被診斷出肺癌末期，且已經有淋巴結轉移。

之前醫師建議綾子做化療，她自覺身體虛弱，恐怕化療更傷元氣沒做，過後不久因為全身性的疼痛、呼吸困難，喘得很厲害，選擇進安寧病房接受照顧。大家看得出她心中有滿滿的糾結，卻因喘與虛弱，沒辦法做太多的表達。

隔壁床蕭教授的言行舉止，讓綾子深受影響，用顫抖的手寫張條，交給安寧病房的宗教師：

如何超脫生死的關口，能不恐懼、不焦慮？

如何讓心定、萬緣放下？

生老病死之苦哪一種最苦？

念「阿彌陀佛」當真能往生西方淨土嗎？

「想」好苦，如何斷想？如何破除所知障？

如果以知識分子慣有的大腦思考模式，任何人都可以琅琅上口的說出成篇理論，頭頭是道、漂亮地回答。問題是，當病人用她最後僅存的一點點生命力，提出生死大問，這時若跟她再空談哲學思辨，已經完全幫不上什麼忙

了。

　　病人問題背後，迫切想知道的是：

　　我這樣的人生你們能理解嗎？

　　是不是很離譜？很荒謬？

　　這兩位病人的一生，算頗有學養成就，但到了生死關頭，好像也派不上用場，誰能告訴她們，什麼才是「人」可以依靠的？什麼才是經得起考驗的「生死」之道？

　　安寧病房的宗教師建議她們，選擇自己信奉的宗教，把不安的心，交託給信仰。對臨終病人而言，建立信仰，不論是佛教的皈依、基督教的受洗、或是天主教、回教……任何宗教，都會有正確理解生命的方法，是擺脫身心困頓最積極、最有效的方法。

　　蕭教授在白天感覺夜晚的虛幻，在夜晚，感覺白天的虛幻，在醫學上，可以認知變化來解釋；從佛教的觀點來看，不正是「一切有為法，如夢幻泡影」，本來就都不真實。

　　臨終病人因為身心的衰竭，比一般健康的人更容易體悟不真實性，如果能夠了悟，放下原本的執著，對有慧根的人而言，會因此更看清生命的本質，更有來生的期待。

並且緩解此世因不捨、不安、放不下帶來的身心震盪、恐懼與痛苦。

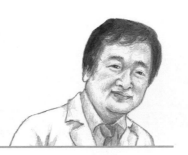

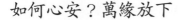

— 安寧心語 —

如何心安？萬緣放下

　　我們曾進行臺灣十家安寧病房調查，安寧病房照顧病人最大困境，是病人症狀控制好了，但仍心不安，放不下，仍陷入絕望的漩渦。這會讓醫療團隊不免心焦，不知如何輔導與幫忙，因此如何放下？如何心安？是安寧緩和醫療最重要課題。

　　我願分享一個照護實例，一位高僧對四十多歲癌症病人的開示，以及這位重症病人，受啟發後如何有力量超越自己的痛苦，進而愛護他人與關懷社會：

　　高僧是安寧宗教師的導師惠敏法師，他向病人阿彰與家屬開示：「面臨重大的生命關鍵時刻，真是人生中的一大考驗。此時此刻心境誠如《金剛經》中，須菩提尊者問世尊：如何降伏不安之心？如能念佛回向親人，是很好的

方式。若能配合下列四無量心，會更加理想。」

「四無量心」所指的是：

一、「慈」無量心：回向親人及無量同類眾生，早日的健康安樂。

二、「悲」無量心：回向親人及無量同類病苦眾生，免除現生的苦惱。

三、「喜」無量心：回向親人及無量同類眾生，對現有的一切擁有一點一滴，一分一秒的感到喜足滿意。

四、「捨」無量心：回向親人及無量同類眾生，對於各種沒法預期的變數與結果，能坦然面對與接受，放捨不必要的擔憂與煩惱。

高僧告訴受開示的病人：「雖然面對自己身心的煎熬，但這樣的心思，能激發內在力量。」

有次，阿彰所敬重的民意代表，無故受暴徒傷害，病人特別寫了一封信，鼓勵此民意代表：

心疼您這麼一位正直、認真、清新的好立委，……您的真誠與認真有目共睹，獲得全國人民普遍的肯定。也因

爲有您這樣子爲臺灣的民主進步，做無私奉獻的人，而讓我們對臺灣抱持著信心與希望。這是我決定離開美國回到臺灣的原因之一⋯⋯您這種付出與成就，其實是超越個人層次，而擴及族群、社會、歷史的層次，這樣的精神足以不朽。

　　然而回歸到個人的生命層次，肉體卻又是如此的脆弱。人終是脫離不了生老病死，風雲人物如林肯、甘迺迪、甘地，終究是抵擋不住一顆子彈。生命的無常，生過大病的我是領略過的。

　　無常的示現，是相當程度地考驗著人們的意志力、生命價值觀以及生病的智慧的。在生命落到谷底時，卻開啓了我的另一番視野：我更珍惜每一天，更加體會到感恩與慈悲的必要。在幽暗的深谷中，我覺悟到外圍已經夠暗了，我的內在沒有條件再製造黑暗與哀愁，更沒有絕望的權利，要能以決心與毅力去擁抱希望、喜樂、滿足，去點燃生命之火。

　　電影《受難記》中耶穌的肉體，擋不住那帶著金屬利勾的皮鞭，然而祂沒有放棄只有超越，也因此，耶穌佈道僅僅三年，但祂愛的主張卻流傳兩千多年至今，幫助成千

上萬的人心靈有所寄託、生命有所目標。

　　佛教中雖不那麼看重身體這個臭皮囊，卻也強調是修行、行善的最好工具。此刻您需要放鬆身心，放下一切心理負擔，先養好身體、養足力氣再說吧；誠懇地致上關懷之意，衷心祈祝您早日康復。」

　　這位民意代表後來也成為深得人望的地方首長。重症病人如能慈悲喜捨，直到最後一刻，都可留下生命的光彩，也使自己與家屬早日脫離絕望的苦海。

# 終點線

　　在末期安寧居家療護期間，85 歲大腸癌的崔阿公，因為癌症惡病質，讓他日漸消瘦到皮包骨一般。孝順又心疼老父親的女兒，不捨的情緒，讓她仍常擔心老父親的營養會不夠，在居家醫療訪視時，有意無意的會提起：「是不是需要住院？要不要多打一點什麼補充體力？」

　　安寧居家護理師持續與她溝通：「阿公在末期狀態，打營養針不見得對阿公是有好處，且目前因活動量有限，營養需求不高。」

　　對末期病患，國內外種種研究也顯示，人工靜脈營養並無法增加體重，也不會改變阿公的生存期。加上給阿公的營養，也從原本的稀飯，改為單位營養價值很高的雙卡牛奶，每一瓶就可以提供相當於一個便當的熱量。因此，只要每天可以少量多餐的喝瓶雙卡牛奶，加上些許阿公愛

吃的東西，滿足阿公的口腹之慾，其實並不需要特意補充點滴。

「妳所擔心的問題，我們都有先想到，請放心。」護理師詳細解釋，讓阿公家人很安心。

隨著病程的變化，阿公的意識程度越來越模糊，從能使用助行器在客廳走幾步，衰退到不再有體力支撐著坐輪椅，好讓外傭慢慢餵食流質食物，阿公終究不敵病魔，只能夠癱軟在床上。

阿公的女兒又開始猶豫著：「要不要送父親再去住安寧病房？」擔心白天只有外傭在家照顧病人，有什麼狀況會不知如何是好，不知道「臨終一刻」來時，該如何處理？會有什麼症狀？是不是越靠近臨終時刻，病人會越來越痛？

阿公意識日漸模糊、口齒不清、語焉不詳，讓家人難以從語言瞭解他的意思。全身的器官衰竭，讓病人癱軟到只能臥床，消化機能減弱，無法吞嚥、讓阿公更沒有食慾。大小便失禁之後，腎衰竭的影響，使尿液減少至寡尿，最後無尿。

「疼痛的問題，在進入緩和醫療照護模式下，通常不

會是急症無法處理的，因為緩和醫療專業的疼痛控制，會依著病人的疼痛指數表現，密切觀察與調整疼痛用藥的劑量。」來訪的安寧醫師告訴阿公的女兒：「就算阿公不能說話表達時，也可以從面部表情是否安適、身體四肢是否緊繃、或掙扎扭動、是否呻吟或哭泣、呼吸是否平順抑或費力、是否容易安撫等五個面向，我們會來整體評估病人是否在疼痛中。」

居家接受安寧療護的病人，只要照顧者願意學習疼痛評估、給藥處理方式，如皮下置入軟管的注射，能接受被指導之下「定時與定量」的給予藥物，讓病人正確使用疼痛控制藥物如嗎啡等藥物，只要按照醫囑，就算病人突發痛時，一樣能接受良好的疼痛控制，不會有臨終前痛到死的下場。

阿公在最後幾天出現發燒的症狀，安寧居家醫療人員評估臨終阿公的整體狀況，排除感染問題，在經過抗生素使用與否考量後，照護的目標仍設定以讓病人舒適為優先，決定不再因注射抗生素而入院，選擇成全病人在家往生的心願。

居家護理師先教導外傭和女兒讓病人退燒的方法，例

如：室內通風、減少被蓋、以溫水擦拭身體，依醫囑指示下，視病人吞嚥狀況，服用普拿疼或使用退燒肛門塞劑等。

　　阿公的女兒在言談之間透露：「很擔心最後一刻，如果正好自己不在父親身旁，這輩子內心會有極深的愧疚，對老爸爸的最後一程，希望能做到圓滿才好。」

　　居家護理師告訴女兒：「呼吸急促是最後臨終前大都會短暫出現的。當家人看到親人呼吸喘的樣貌，一定心疼、擔憂病人當下是不是會因為疼痛加劇，感到痛苦而呼吸急促？」

　　「當器官衰竭到呼吸系統衰竭的時候，病人會呈現呼吸短促、淺而費力、呼吸有一口沒一口的，就好像跑了幾萬公里的人生路程，氣力已用盡，終於跑到終點站，需要藉肉身的呼吸停止、長眠休息過後，再走向另一個往生的旅程。」

　　阿公的女兒張大眼睛，聽居家護理師娓娓說下去：「病人這時候呈現彌留狀態，不太會因呼吸困難很喘、而有痛苦的主觀感受，同時因使用嗎啡，其實也會減輕病人呼吸困難的感覺，所以病人本身，不會感受到太強烈的呼

吸困難。」

　　元旦過後，女兒打電話來問：「這兩天我爸似乎接近瀕死的過程？元旦當天中午，還有勉強坐著用滴管喝了些東西，一度嘴角皮動肉不動，好像想表達什麼但很困難的樣子。」

　　來電之時，其實阿公應該已約莫斷氣，但父女情深的小女兒，沒有勇氣確定父親是否眞的往生了。

　　居家護理師即時即刻前往阿公家進行醫療訪視，確認阿公已經因爲心肺衰竭而呼吸終止，在家壽終正寢。居家護理師幫忙提醒阿公的女兒，接下來依序該處理的事項，如找醫師開立死亡證明書、聯絡葬儀社處理後續殯葬相關事宜，也依阿公的信仰，提供往生被和念佛機。最後讓阿公在家圓滿助念八小時後，進行遺體清潔與更衣，由葬儀社人員協助將大體移至殯儀館。

　　其實只要能先和醫院的安寧團隊有所聯繫，理解臨終所面臨的狀況，加上居家團隊的訪視提供照護，「在家往生」的願望，是不難被圓滿的！

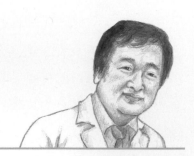

**― 安寧心語 ―**

# 最後圓滿到來生

　　臨終前病人會不會「喘到死」？臨終一刻家人是否要寸步不離守候在旁？常是家人掛心且容易耿耿於懷的事。但真正重要的是，家人對臨終症狀的了解與接受。

　　唯有能夠理解臨終前正常的生理變化，才能釋懷眼前看到親人因身體器官衰竭，呈現呼吸急促的症狀，藉由虔誠助念、或禱告的宗教儀式，來祝福臨終臥床的親人一路好走。

　　安寧團隊會先引導家屬，理解與感受到在家照顧的好處。如果臨終地點是選擇在家裡，團隊會加強並肯定家人對末期照顧的學習意願。進而帶領家人，確認陪伴過程的重要性，以及所謂「最後的圓滿」的意義。

　　道理是容易明白的，但情感上的接受，仍需要調適的

時間，此時醫護人員持續的支持與陪伴家屬，讓末期病人
與家屬們，感受到有專業的醫護陪伴著，一起走過這死別
的歷程，將恐懼降到最低，同時也能祝福病人，圓滿順暢
的進入下一期的生命。

# 附錄

# 通過安寧住院認證單位

| 醫　　院 | 床數 | 地　　址 |
|---|---|---|
| 高雄榮民總醫院 | 15 | 高雄市左營區大中一路 386 號 |
| 臺大醫院 | 17 | 臺北市中山南路 7 號 |
| 嘉義基督教醫院 | 17 | 嘉義市忠孝路 539 號 |
| 成大醫院 | 14 | 臺南市勝利路 138 號 |
| 馬偕紀念醫院 | 38 | 新北市淡水民生路 45 號 |
| 臺北榮民總醫院 | 15 | 臺北市石牌路 2 段 201 號 |
| 佛教慈濟綜合醫院 | 15 | 花蓮市中央路三段 707 號 |
| 耕莘醫院 | 14 | 新北市新店中正路 362 號 |
| 大林慈濟醫院 | 18 | 嘉義縣大林鎮民生路 2 號 |
| 臺北市立聯合醫院<br>忠孝院區 | 13 | 臺北市南港同德路 87 號 |
| 新樓醫院 | 9 | 臺南市東門路一段 57 號 |

| | | |
|---|---|---|
| 屏東基督教醫院 | 12 | 屏東市大連路 60 號 |
| 天主教聖功醫院 | 13 | 高雄市建國一路 352 號 |
| 中山醫學大學附設醫院 | 10/8 | 臺中市南區建國北路一段 110 號 |
| 聖馬爾定醫院 | 7 | 嘉義市大雅路二段 565 號 |
| 中國醫藥大學附設醫院 | 9 | 臺中市育德路 2 號 |
| 若瑟醫院 | 8 | 雲林縣虎尾鎮新生路 74 號 |
| 彰化基督教醫院 | 23/18 | 彰化市中華路 175 號 |
| 桃園榮民醫院 | 10 | 桃園市成功路三段 100 號 |
| 三軍總醫院 | 15 | 臺北市內湖成功路二段 325 號 |
| 衛生署臺南醫院 | 12 | 臺南市中山路 125 號 |
| 屏東民眾醫院 | 5 | 屏東市忠孝路 120-1 號 |
| 基督教門諾會醫院 | 12/8 | 花蓮市民權路 44 號 |
| 臺中榮民總醫院 | 16 | 臺中市中港路 3 段 160 號 |
| 奇美醫院永康分院 | 11 | 臺南永康中華路 901 號 |
| 羅東聖母醫院 | 15 | 宜蘭縣羅東鎮中正南路 160 號 |
| 高雄醫學大學附設醫院 | 20 | 高雄市三民區十全一路 100 號 |
| 臺東天主教聖母醫院 | 8 | 臺東市杭州街 2 號 |
| 高雄長庚醫院 | 6 | 高雄鳥松大埤路 123 號 |

| | | |
|---|---|---|
| 佛教慈濟綜合醫院臺北分院 | 10 | 新北市新店建國路 289 號合心樓 6 樓 |
| 臺北市立萬芳醫院 | 10 | 臺北市興隆路三段 111 號 |
| 臺北醫學大學附設醫院 | 20 | 臺北市吳興街 252 號 |
| 奇美醫院柳營分院 | 22 | 臺南柳營太康村 201 號 |
| 陽明大學附設宜蘭醫院 | 12 | 宜蘭市新民路 152 號 |
| 臺大醫院雲林分院 | 8 | 雲林縣斗六市雲林路二段 579 號 |
| 國泰醫院汐止分院 | 13 | 新北市汐止建成路 59 巷 2 號 |
| 長庚醫院桃園分院 | 18 | 桃園縣龜山鄉舊路村東舊路坑 26-8 號 |
| 臺北市立關渡醫院 | 12 | 臺北市北投知行路 225 巷 12 號 |
| 臺中中興醫院 | 18/12 | 臺中市南區復興路 2 段 11 號 |
| 臺北市立聯合醫院仁愛院區 | 9 | 臺北市仁愛路 4 段 10 號 |
| 長庚醫院基隆分院 | 12 | 基隆市基金一路 208 巷 200 號 |

# 通過安寧居家認證單位

| 高雄榮民總醫院 | 高雄市左營區大中一路 386 號 |
|---|---|
| 臺大醫院 | 臺北市中山南路 7 號 |
| 嘉義基督教醫院 | 嘉義市忠孝路 539 號 |
| 成大醫院 | 臺南市勝利路 138 號 |
| 馬偕紀念醫院 | 新北市淡水鎮民生路 45 號 |
| 臺北榮民總醫院 | 臺北市石牌路二段 201 號 |
| 佛教慈濟綜合醫院 | 花蓮市中央路三段 707 號 |
| 耕莘醫院 | 新北市新店中正路 362 號 |
| 大林慈濟醫院 | 嘉義縣大林鎮民生路 2 號 |
| 臺北市立聯合醫院忠孝院區 | 臺北市南港區同德路 87 號 |
| 新樓醫院 | 臺南市東門路一段 57 號 |
| 屏東基督教醫院 | 屏東市大連路 60 號 |
| 天主教聖功醫院 | 高雄市建國一路 352 號 |

| 中山醫學大學附設醫院 | 臺中市南區建國北路一段 110 號 |
|---|---|
| 中國醫藥大學附設醫院 | 臺中市育德路 2 號 |
| 聖馬爾定醫院 | 嘉義市大雅路二段 565 號 |
| 若瑟醫院 | 雲林縣虎尾鎮新生路 74 號 |
| 彰化基督教醫院 | 彰化市中華路 175 號 |
| 桃園榮民醫院 | 桃園市成功路三段 100 號 |
| 三軍總醫院 | 臺北市內湖成功路二段 325 號 |
| 衛生署臺南醫院 | 臺南市中山路 125 號 |
| 屏東民眾醫院 | 屏東市忠孝路 120-1 號 |
| 基督教門諾會醫院 | 花蓮市民權路 44 號 |
| 臺中榮民總醫院 | 臺中市中港路三段 160 號 |
| 恩主公醫院 | 新北市三峽鎮復興路 399 號 |
| 奇美醫院永康分院 | 臺南永康中華路 901 號 |
| 臺東馬偕醫院 | 臺東市長沙街 303 巷 1 號 |
| 羅東聖母醫院 | 宜蘭縣羅東鎮中正南路 160 號 |
| 光田綜合醫院 | 臺中沙鹿沙田路 117 號 |
| 高雄醫大附設醫院 | 高雄市三民區十全一路 100 號 |
| 和信治癌中心醫院 | 臺北市北投立德路 125 號 |
| 臺東天主教聖母醫院 | 臺東市杭州街 2 號 |

| | |
|---|---|
| 行政院衛生署臺中醫院 | 臺中市西區三民路一段 199 號 |
| 行政院衛生署新竹醫院 | 新竹市經國路一段 442 巷 25 號 |
| 澄清醫院中港分院 | 臺中市中港路三段 118 號 16 樓 |
| 亞東紀念醫院 | 新北市板橋南雅南路二段 21 號 |
| 國泰醫院 | 臺北市仁愛路四段 280 號 |
| 衛生署豐原醫院 | 臺中市豐原安康路 100 號 |
| 秀傳紀念醫院 | 彰化市中山路一段 542 號 |
| 臺南市立醫院 | 臺南市中山路 125 號 |
| 國軍左營總醫院 | 高雄市左營區軍校路 553 號 |
| 高雄小港醫院 | 高雄市小港區山明路 482 號 |
| 高雄長庚醫院 | 高雄鳥松大坪路 123 號 |
| 羅東博愛醫院 | 宜蘭縣羅東鎮南昌街 83 號 |
| 佛教慈濟綜合醫院臺北分院 | 新北市新店建國路 289 號合心樓 6 樓 |
| 奇美醫院柳營分院 | 臺南柳營太康村 201 號 |
| 衛生署南投醫院 | 南投市復興路 478 號 |
| 臺北市立萬芳醫院 | 臺北市興隆路三段 111 號 |
| 臺北醫學大學附設醫院 | 臺北市吳興街 252 號 |
| 新光醫院附設居家護理所 | 臺北市士林文昌路 95 號 |
| 長庚醫院林口總院 | 桃園縣龜山鄉復興街 5 號 |

| 童綜合醫院 | 臺中梧棲中棲路一段 699 號 |
|---|---|
| 阮綜合醫院 | 高雄市苓雅區成功一路 162 號 |
| 陽明大學附設宜蘭醫院 | 宜蘭市新民路 152 號 |
| 國軍高雄總醫院 | 高雄市苓雅區中正一路 2 號 |
| 安泰醫院 | 屏東縣東港鎮中正路一段 210 號 |
| 義大醫院 | 高雄燕巢角宿村義大路 1 號 |
| 臺安醫院 | 臺北市八德路二段 424 號 |
| 敏盛綜合醫院 | 桃園市經國路 168 號 |
| 臺大醫院雲林分院 | 雲林斗六市雲林路二段 579 號 |
| 國泰醫院汐止分院 | 新北市汐止市建成路 59 巷 2 號 |
| 壢新醫院附設居家護理所 | 桃園縣平鎮市廣泰路 77 號 |
| 衛生署彰化醫院 | 彰化縣埔心鄉舊館村中正路二段 80 號 |
| 彰化基督教醫院二林分院 | 彰化縣二林鎮大成路一段 558 號 |

國家圖書館出版品預行編目(CIP)資料

春草年年綠：你所不知道的安寧緩和醫療／邱泰
源作.-- 初版.-- 臺北市：大塊文化，2011.12
　　面；　公分.--（care；15）
　ISBN 978-986-213-305-7(平裝)

　1.安寧照護 2.緩和醫療照護 3.生命終期照護

419.825　　　　　　　　　　　　　　100023067

CARE

Good Care ,
Good Living

CARE
Good Care ,
Good Living

CARE

Good Care ,
Good Living

CARE
Good Care ,
Good Living